RAPPORT MÉDICAL

SUR LE SERVICE

DE LA DIVISION DES FEMMES

A L'ASILE DE MARÉVILLE

PENDANT L'ANNÉE 1870.

NANCY. — IMPRIMERIE SORDOILLET ET FILS, FAUBOURG STANISLAS, 3.

ASILE PUBLIC D'ALIÉNÉS DE MARÉVILLE (MEURTHE.)

RAPPORT MÉDICAL

SUR LE SERVICE

DE LA DIVISION DES FEMMES

POUR L'ANNÉE 1870

PAR

LE DOCTEUR J. BULARD

MÉDECIN EN CHEF

Membre de la Société de médecine de Nancy, correspondant de la Société médico-psychologique, de la Société de médecine de Rouen, de la Société des sciences médicales de Montpellier, etc

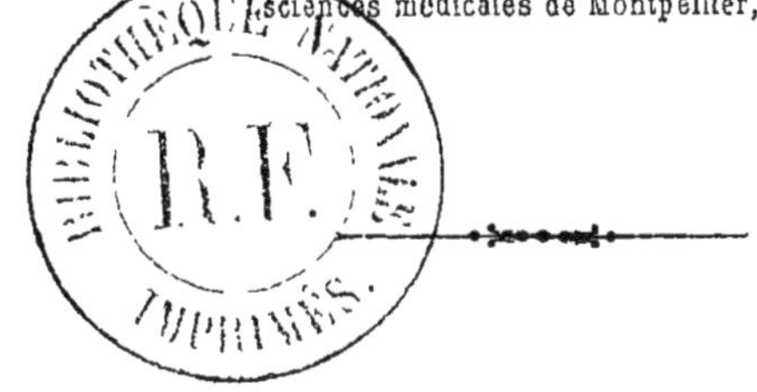

NANCY

DE L'IMPRIMERIE SORDOILLET & FILS

RUE FAUBOURG-STANISLAS, 3

1871

ASILE PUBLIC D'ALIÉNÉS DE MARÉVILLE (MEURTHE.)

RAPPORT MÉDICAL

SUR LE

SERVICE DE LA DIVISION DES FEMMES

POUR L'ANNÉE 1870.

MONSIEUR LE PRÉFET,

J'ai l'honneur de vous présenter mon Rapport médical annuel, pour l'exercice 1870, sur la division des femmes à l'asile de Maréville.

C'est la première fois qu'il m'est donné de vous faire cet exposé : je m'efforcerai donc d'entrer dans tous les développements nécessaires pour vous éclairer suffisamment sur le service dont je suis chargé et dont vous avez pu déjà, par vous-même, apprécier toute l'importance lors de la longue visite que vous avez faite récemment à l'asile et principalement dans le quartier réservé aux femmes.

Le nombre des *aliénées* traitées à l'établissement pendant l'année 1870 a été de 868. L'an dernier, le chiffre des malades traitées dans ma division avait été de 875. En 1868, il ne s'était élevé qu'à 861, à 872 en 1867, à 880 pendant les deux années 1866 et 1865 et seulement encore à 861 en 1864.

J'ai rapproché à dessein les chiffres de la population féminine à l'asile de Maréville, pendant cette période de 1864 à 1870, pour vous faire voir, Monsieur le Préfet, qu'à Maréville, dans ma division tout au moins, la population n'a pas de tendance à s'accroître, et vous pourrez mieux encore vous en convaincre si vous voulez bien jeter les yeux sur les chiffres ci-dessous, mis en regard les uns des autres, et indiquant les admissions, les sorties et les décès pendant la même période de sept années.

	Admissions.	Sorties.	Décès.
1864	118	33	56
1865	108	60	47
1866	107	70	35
1867	98	81	39
1868	91	81	46
1869	141	59	50
1870	102	66	79
	765	450	352

Il ressort, en effet, de l'examen comparatif de ces tableaux que dans la division des femmes, à Maréville, pendant la période de 1864 à 1870, le chiffre des *extinctions*, c'est-à-dire des sorties par guérison, amélioration, décès ou autres causes, a été de 37 supérieur à celui des admissions.

Si j'insiste sur cette situation particulière, Monsieur le Préfet, c'est qu'elle éclaire en grande partie une question très-importante qui préoccupe beaucoup, et à juste titre, depuis longtemps l'opinion publique, l'Administration supérieure et les médecins eux-mêmes, c'est celle de l'augmentation progressive des aliénés, en général, et dans les asiles en particulier.

Sans vouloir forcer les conséquences que l'on peut tirer de ces tableaux comparatifs, il m'est permis de dire qu'ils viennent donner une confirmation, qui n'est pas sans valeur, aux données statistiques si brillamment émises par M. l'inspecteur général Lunier, dans le savant mémoire qu'il a lu à l'Académie de médecine de Paris, le 23 mars 1869, sur cette importante question (1).

M. le docteur Lunier établit entre autres points que depuis 1862, le nombre des aliénés placés dans les asiles, qui jusque-là avait toujours été en augmentant, tend manifestement à décroître, et que depuis cette époque l'augmentation qui s'était élevée auparavant, et surtout depuis la loi de 1838, jusqu'à 1,300 par an est redescendue à 8 ou 900 par année.

Toujours d'après M. Lunier, l'accroissement annuel des aliénés qui était :

De 1841 à 1846, de 5,94 p. 0/0,
De 1846 à 1851, de 3,71 p. 0/0,
De 1856 à 1861, de 3,14 p. 0/0,
n'était plus en 1868 que de 2,57 p. 0/0.

L'éminent Inspecteur établit encore dans son intéressant mémoire que l'excédant des entrées sur les sorties, qui

En 1835 était de 17 p. 0/0,
En 1841, — de 21 p. 0/0,
ne s'élevait en 1868 qu'à 9,16 p. 0/0.

Les résultats constatés par M. le docteur Lunier sont déjà assez rassurants pour l'avenir. Ceux qui résultent du mouvement comparé de la population féminine à l'asile de Maréville pendant ces sept dernières années le sont plus encore

(1) De l'augmentation progressive du chiffre des aliénés et de ses causes. — *Annales médico-psychologiques*. Janvier 1870.

et ils m'ont paru dignes, les uns et les autres, d'être consignés ici et signalés à votre attention.

Il découle en effet, Monsieur le Préfet, de ces études statistiques plusieurs enseignements qui ont bien leur prix. En nous montrant que c'est surtout après l'application de la loi de 1838 que la population des asiles s'est accrue, elles nous font voir par là même que le but essentiellement humanitaire de cette loi a été largement atteint. Quel était en effet le but de cette loi, excellente en elle-même autant que peut l'être œuvre humaine? Il est tout entier formulé dans les considérants généraux qui précèdent l'exposé des articles de la loi.

La pensée des législateurs était de combler une lacune regrettable, de remédier à l'état déplorable où se trouvaient plongés les malheureux aliénés, ainsi qu'on peut du reste s'en convaincre en lisant le passage suivant que j'extrais du rapport d'Esquirol adressé au gouvernement en 1817.

« Je les ai vus, » dit le savant aliéniste, en parlant des fous renfermés dans les établissements d'alors, « je les ai vus nus, « couverts de haillons, n'ayant que la paille pour se garantir « de la froide humidité du pavé sur lequel ils sont étendus. « Je les ai vu grossièrement nourris, privés d'air pour res- « pirer, d'eau pour étancher leur soif, et des choses les plus « nécessaires à la vie. Je les ai vus livrés à de véritables « geôliers, abandonnés à leur brutale surveillance. Je les ai « vus dans des réduits étroits, sales, infects, sans air, sans « lumière, enchaînés dans des antres où l'on craindrait de « renfermer les bêtes féroces que le luxe des gouvernements « entretient à grands frais dans les capitales.

« Voilà ce que j'ai vu presque partout en France, voilà « comment sont traités les aliénés presque partout en Eu- « rope [1]. »

(1) Des établissements consacrés aux aliénés en France et des moyens de les améliorer. Esquirol, *Traité des maladies mentales*, t. II, p. 399.

Hélas! oui, au moment où les infortunes et les misères de toutes espèces étaient soulagées de mille façons ingénieuses, la plus affligeante peut-être, une des plus dignes d'intérêt à coup sûr, était laissée dans l'ombre et n'avait aucune part aux bienfaits généralement répandus sur les infirmités humaines.

La loi de 1838 a eu pour fin spéciale de réparer cette sorte d'injustice. Ouvrir le plus largement possible à toutes les maladies de l'esprit, des asiles où seraient sauvegardés à la fois la liberté individuelle, les intérêts de l'aliéné, de sa famille et de la société, tel a été le but de la loi de 1838 et, je l'ai dit plus haut, il a été largement atteint, dépassé même, on pourrait dire.

L'accroissement si rapide de la population des asiles, aussitôt qu'ils ont été soumis à l'application de la loi, l'a démontré surabondamment et a prouvé l'esprit humanitaire qui l'avait inspirée.

En effet, quand on connaît bien l'essence même de cette loi, qu'on a bien été à même d'en apprécier l'action bienfaisante, d'en constater les résultats, si bien en harmonie avec les idées libérales qui l'ont fait éclore, on ne peut voir sans un douloureux étonnement les attaques répétées, violentes, injustes, dont elle a été l'objet dans ces dernières années.

Œuvre des hommes, si parfaite qu'elle puisse être, elle est sans doute susceptible encore de perfectionnements, et ce n'est certes pas nous qui nous opposerons à ce qu'elle soit améliorée, si faire se peut. Néanmoins, convaincu, par une expérience de plus de dix-huit années, des excellentes conditions qu'elle réunit, nous souhaitons bien vivement que les réformes qu'on lui fera subir ne portent pas sur ses parties essentielles, qui nous ont paru répondre toujours si bien à toutes les exigences.

Et cela est si vrai, qu'il ressort d'un travail récent et très-bien fait du docteur A. Foville sur la législation des aliénés, que, de 1840 à 1870, sur 270,000 admissions qui ont eu lieu en France, tant dans les asiles publics que dans les établissements privés, le nombre des réclamations contre la loi de 1838 a été presque nul, et qu'il n'y a pas de cas où l'une d'elles ait été regardée juridiquement comme fondée ([1]).

Il ressort encore, Monsieur le Préfet, des considérations statistiques que je viens de vous soumettre, un autre enseignement important et à la fois rassurant au point de vue des dépenses occasionnées aux budgets départementaux par l'assistance des aliénés, c'est la possibilité de prévoir qu'il arrivera un moment, assez prochain, où la population cessera de s'accroître dans les asiles, par suite de l'équilibre établi entre les admissions et les sorties ([2]).

Je vous ai dit, Monsieur le Préfet, au commencement de ce Rapport, que j'avais eu à traiter, pendant l'année 1870, un total de 868 femmes aliénées. Ce nombre se subdivise en:

Aliénées admises dans l'année........	102
existantes au 1er janvier 1870.	766

Ces dernières, ayant déjà été l'objet de rapports annuels, ne devront pas nous occuper dans celui-ci.

([1]) *Des aliénés*. Etude pratique sur la législation et l'assistance qui leur sont applicables. Par le docteur Foville, médecin-adjoint de Charenton. — Paris, 1870.

([2]) Le fait de l'augmentation momentanée et exceptionnelle de la population des asiles par suite des cas de folie dus à la guerre n'infirme pas ma proposition. Ce ne sera qu'un obstacle, momentané aussi, à la réalisation de l'équilibre que je fais pressentir.

Les 102 femmes qui ont été admises dans l'année se subdivisent de la façon suivante :

	Folles.	Imbéciles et idiotes.	Total.
Aliénées admises pour la première fois dans un asile.	71	7	78
— admises par suite de rechute.	9	»	9
— par transfèrement	3	1	4
— réintégrées par suite de sortie avant guérison.	11	»	11
	94	8	102

Les chiffres réunis des rechutes et des réintégrations à la suite de sorties prématurées nous montrent que la fréquence des récidives dans la folie n'est pas aussi considérable qu'on pourrait le supposer. Ils nous donnent aussi une idée des difficultés souvent bien grandes que nous rencontrons à conserver les aliénés jusqu'à parfaite guérison ou, tout au moins, jusqu'à une amélioration assez prononcée pour qu'une rechute ou une réintégration ne soit plus à redouter. Dès que les malades vont un peu mieux, nous sommes obsédés de leurs demandes, de celles de leur famille, et nous sommes forcés, quoiqu'à regret, de céder aux instances dont nous sommes l'objet, le plus souvent, hélas! au détriment de la guérison des aliénés.

Sur les 102 admissions effectuées pendant l'année, le mode de placement a été le suivant :

	Folles.	Imbéciles et idiotes.	Total
Sur la demande des parents.	24	3	27
Par ordre de l'autorité.	67	4	71
Par transfèrement d'un autre asile . .	3	1	4
	94	8	102

Le nombre des pensionnaires admises est relativement restreint. Mais il faut que vous sachiez, Monsieur le Préfet, qu'il existe dans le département deux autres établissements privés, destinés aux aliénés placés sur la demande des familles, et l'un d'eux est spécialement consacré au sexe féminin, c'est l'établissement de Saint-Nicolas-de-Port. Les familles placent de préférence leurs *aliénées* dans cet établissement, moins connu, moins en évidence, et dont le nom n'a pas le cachet spécial de celui de *Maréville*.

Je vous ai dit que les 766 aliénées existantes à l'asile au 1er janvier 1870 ne devaient pas faire l'objet de ce rapport; nous n'avons donc à nous occuper que des 102 malades admises pendant l'année, et encore, parmi celles-ci, nous n'étudierons que les 78 aliénées admises pour la première fois dans un asile, les seules, en effet, qui n'aient pas encore été l'objet d'un travail semblable à celui que je vous soumets aujourd'hui.

Sous le titre *Admissions*, nous allons successivement examiner les aliénées traitées pour la première fois dans un asile, sous les divers points de vue suivants : *Origine départementale, état civil, âge, degré d'instruction, professions, mois des admissions, époque d'invasion de la maladie, étiologie, nature de la folie, curabilité.*

§ I

ADMISSIONS.

1° Origine départementale des aliénées traitées pour la première fois dans un asile.

	Folles.	Imbéciles et idiotes.	Total.
Meurthe	37	2	39
Moselle.	11	4	15
Haute-Saône.	9	1	10
Vosges	5	»	5
Algérie.	1	»	1
Ardennes.	1	»	1
Calvados.	1	»	1
Côte-d'Or	1	»	1
Mayenne	1	»	1
Meuse.	1	»	1
Rhin (Bas).	1	»	1
Rhin (Haut).	1	»	1
Inconnu.	1	»	1
	71	7	78

En ne nous occupant que des quatre départements qui alimentent spécialement l'asile, nous constatons une diminution générale sur le nombre des admissions comparées à celles des années précédentes, mais cette diminution est surtout sensible pour les Vosges. Serait-ce que ce département aurait la bonne fortune de voir diminuer, dans cette proportion, le nombre de ses aliénées? Non pas, vraiment; la cause de cet abaissement d'admissions doit être bien plutôt recherchée dans le mode d'agir de l'assistance publique de ce département et dans l'abus qu'on y fait, ou du moins qu'on y a fait, des placements en observation à l'hospice Saint-Maurice d'Epinal, placements provisoires, qui, le plus souvent, dégénèrent en placements définitifs, ainsi que nous avons pu nous en convaincre, lorsque, le 1er janvier 1871, les Prussiens, en occupant l'hospice Saint-Maurice, ont mis celui-ci dans la nécessité d'évacuer son quartier d'aliénés et de nous envoyer d'un seul coup, à Maréville, 23 aliénés (13 femmes et 10 hommes) dont la plus grande partie étaient à l'hospice depuis des mois, plusieurs même depuis des années. Je reviendrai, du reste, plus tard, en parlant des quartiers d'observation, sur le dépôt d'Epinal, sur ses abus et ses inconvénients.

2° Etat civil des aliénées admises en 1870 pour la première fois dans un asile.

	Folles.	Imbéciles et idiotes.	Total.
Mariées	29	»	29
Célibataires	28	7	35
Veuves	14	»	14
	71	7	78

Les résultats statistiques de ce tableau confirment ce qu'il m'a été donné d'observer personnellement depuis que je suis dans les asiles, et ce qu'indiquent aussi les documents scientifiques, à savoir que, sur 100 aliénés admis dans les établissements consacrés à la folie, il y a toujours plus de célibataires que de mariés ou de veufs.

Je me contenterai, Monsieur le Préfet, de mettre sous vos yeux, sans commentaire, les tableaux indiquant le degré d'instruction, les professions et les mois dans lesquels les admissions des aliénées ont eu lieu. Il n'y a pas de considérations scientifiques à en tirer.

3° Degré d'instruction des aliénées admises en 1870 pour la première fois dans un asile.

	Folles.	Imbéciles et idiotes.	Total
Sachant lire et écrire	53	2	55
Instruction plus élevée	1	»	1
— nulle	4	5	9
— inconnue	13	»	13
	71	7	78

4° Professions des aliénées admises en 1870 pour la première fois dans un asile.

	Folles	Imbéciles et idiotes	Total
Rentières, propriétaires	3	1	4
Professions industrielles et commerciales	3	»	3
Professions manuelles et mécaniques	11	»	11
Professions agricoles	9	»	9
Gens à gages	14	2	16
Autres professions	3	»	3
Sans profession	2	4	6
Profession inconnue	26	»	26
	71	7	78

5° Mois des admissions pour les mêmes aliénées.

Janvier	5	»	5
Février	10	1	11
Mars	2	»	2
Avril	6	2	8
Mai	7	3	10
Juin	10	1	11
Juillet	9	»	9
Août	7	»	7
Septembre	1	»	1
Octobre	3	»	3
Novembre	3	»	3
Décembre	8	»	8
	71	7	78

Je ferai remarquer seulement, à propos de ce dernier tableau, que le petit nombre des admissions en septembre, octobre et novembre est dû évidemment à la difficulté des communications occasionnée par la guerre.

Nous arrivons maintenant à examiner le rapport de l'âge avec la production de la folie chez la femme. Le tableau qui suit nous offrira à cet égard des indications qui ne seront pas dénuées de valeur.

6° Age (au moment de l'admission) des aliénées admises en 1870 pour la première fois dans un asile.

	Folles.	Imbéciles et idiotes.	Total.
Au-dessous de 15 ans	»	1	1
De 15 à 20 ans	2	»	2
A reporter	2	1	3

	Folles.	Imbéciles et idiotes.	Total.
Report	2	1	3
De 20 à 25 ans	5	2	7
De 25 à 30 ans	8	1	9
De 30 à 35 ans	7	2	9
De 35 à 40 ans	12	»	12
De 40 à 50 ans	12	»	12
De 50 à 60 ans	7	1	8
De 60 à 70 ans	7	»	7
De 70 et au-dessus	6	»	6
Ages inconnus	5	»	5
	71	7	78

Il ressort de l'examen de ce tableau statistique que c'est dans la période de 15 à 50 ans que la folie se présente le plus fréquemment chez la femme. Pendant ce laps de temps, elle suit une marche pour ainsi dire ascendante, pour décroître sensiblement, au contraire, dans la période de 50 à 70 et au-dessus.

Si l'on veut bien y réfléchir, du reste, l'expérience vient confirmer les faits constatés par la statistique. En effet, la période de 15 à 50 ans est celle de la vie de la femme où celle-ci subit le plus de modifications physiques et morales, que je ne vais faire qu'indiquer : Travail de la puberté, établissement de la fonction menstruelle, mariage, grossesse, accouchement, maladies diverses et si nombreuses de l'utérus, du système nerveux, ménopause et ses suites, voilà pour le point de vue physique. Au point de vue moral, n'est-ce pas aussi dans cette période où la femme est surtout la proie des sentiments dont son organisation la rend tributaire : Coquetterie, désir de plaire, amour, jalousie, inquiétudes maternelles, chagrins domestiques, désillusions, préoccupations de toute nature, etc. ? Quoi d'étonnant alors que la période de la vie de la femme où son système nerveux a le plus à lutter contre des causes d'excitation, de dépression, de trouble en un mot, soit aussi celle où son cerveau soit le plus souvent malade ?

7° *Epoque de la manifestation antérieure de la maladie chez les aliénées admises en 1870 pour la première fois dans un asile.*

	Folles.	Imbéciles et idiotes.	Total.
Un mois et au-dessous.......	12	»	12
Un mois à six mois..........	9	»	9
Six mois à un an............	6	»	6
Un an à deux ans	1	1	2
Deux ans et au-dessus.......	6	2	8
Depuis la naissance.........	»	4	4
Epoque indéterminée, peu éloignée....................	2	»	2
Epoque inconnue............	35	»	35
	71	7	78

Ce tableau nous fait voir d'abord avec quelle difficulté on arrive à avoir des renseignements sur le début de la folie chez les aliénées qu'on nous amène, puisqu'en effet sur 73 admissions en 1870 nous avons été, dans 35 cas, privés de tout renseignement à ce sujet. Je reviendrai tout à l'heure à propos de l'étiologie sur cette fâcheuse pénurie de documents si précieux.

Constatons avec plaisir dans le tableau ci-dessus que, dans les 43 cas où nous avons pu connaître l'époque de l'invasion de la maladie, 27 fois les aliénées ont été conduites d'assez bonne heure à l'établissement, 12 dans le premier mois, 9 dans les six mois de l'invasion et 6 dans la première année. Les heureux résultats de ce louable empressement à faire traiter promptement les aliénés seront parfaitement démontrés quand nous nous occuperons, au paragraphe des sorties, des guérisons opérées en 1870.

8° Etiologie de la folie des aliénées admises en 1870 pour la première fois dans un asile.

—

A. — Causes prédisposantes.

	Folles	Imbéciles et idiotes	Total.
Individus issus d'un père aliéné.....	1	»	1
— d'une mère aliénée..	2	»	2
— d'un père et d'une mère non aliénés...............	7	4	11
Sans renseignements.............	61	3	64
	71	7	78

B. — Causes déterminantes.

		Folles.	Imbéciles et idiotes	Total
Causes physiques.	effet de l'âge (démence sénile).	11	»	11
	dénûment et misère	1	»	1
	excès alcooliques............	1	»	1
	maladies propres à la femme...	2	»	2
	épilepsie..................	2	1	3
	hystérie..................	13	1	14
	paralysie générale..........	3	»	3
	maladies diverses...........	»	2	»
	A reporter........	23	4	17

	Report	23	4	17
Causes morales.	chagrins domestiques	4	»	4
	chagrins suite de pertes de fortune	1	»	1
	chagrins de la perte d'une personne chère	1	»	1
	chagrins d'ambition déçue	1	»	1
	remords	1	»	1
	saisissement de la guerre	5	»	5
	colère	1	»	1
	amour (chagrins d')	2	»	2
	jalousie	1	»	1
	sentiments religieux exagérés	1	»	1
Causes inconnues		20	3	23
		71	7	78

Je vous ai dit, Monsieur le Préfet, à propos du tableau n° 7 qui indique l'époque d'invasion de la folie chez les aliénées admises en 1870, que je reviendrais avec vous, à propos de l'étiologie, sur la fâcheuse pénurie de documents où nous nous trouvons dans la plupart des cas. En effet, le plus souvent, les malades nous arrivent sans le moindre renseignement et conduites par des fonctionnaires subalternes qui sont dans l'impossibilité absolue de nous donner le moindre éclaircissement.

Je fais une exception pour les malades de la Haute-Saône et de la Moselle qui sont, le plus ordinairement, accompagnées de certificats détaillés ou de questionnaires imprimés bien remplis. Mais pour les aliénées indigentes de la Meurthe et des Vosges l'absence de renseignements est la règle. Si par hasard il y a un renseignement médical, c'est tout au plus un certificat constatant simplement la folie du sujet et la nécessité de l'isolement, sans aucun autre détail.

Or, s'il est une maladie où la connaissance des causes soit de première nécessité, c'est bien certainement la folie où les données étiologiques sont si précieuses pour les indications thérapeutiques, le pronostic à porter, etc. A ce dernier point de vue également, la connaissance de l'époque du début de la maladie a aussi une grande valeur.

Il serait pourtant bien facile, ce me semble, aux maisons de secours, aux quartiers d'hospice où sont placées en observation les aliénées de ces deux départements, d'envoyer avec les malades les renseignements qui éclaireraient la situation, les dossiers qui les concernent, et aux médecins de ces établissements d'y joindre, comme leurs confrères de Vesoul et de Metz, un certificat suffisamment détaillé de la maladie et de ce qu'ils ont observé.

J'ai pu voir, Monsieur le Préfet, avec quelle sollicitude vous vous intéressez au sort de nos pauvres aliénées, aussi suis-je convaincu qu'il suffira que je vous signale cette lacune regrettable pour qu'elle soit comblée.

Il est évident que les renseignements statistiques consignés au tableau des causes prédisposantes sont tout à fait incomplets. Il est, en effet, de notoriété scientifique que l'hérédité joue un rôle bien autrement important dans la production de la folie que celui qui ressort du tableau n° 8.

C'est ainsi que mon savant maître le docteur Morel a estimé que l'hérédité intervenait environ dans le cinquième des cas. Parchappe portait cette intervention à 15 p. o/o, Guislain à 30 p. o/o. M. l'inspecteur général Lunier, dans son compte rendu du service médical de l'asile de Blois pour 1863, porte cette proportion à 61 p. o/o. Mais alors il compare les cas héréditaires aux chiffres des admis sur lesquels il avait pu avoir des renseignements suffisants.

Pour ma part d'après les observations que j'ai pu faire — je ne dirai pas à Maréville où les renseignements m'ont à peu près constamment manqué, — mais dans les asiles de Rouen, Lille et Marseille, où j'ai été à même d'étudier l'influence de l'hérédité, je donne à cet élément puissant une intervention active à peu près dans le quart des cas de folie.

Les renseignements sur les causes déterminantes ne nous ont guère été fournis en plus grande abondance. En effet, si nous défalquons du tableau les 11 cas de folie dus à l'effet de l'âge et que nous avons constatés nous-même le plus souvent, les 13 cas où l'hystérie a été diagnostiquée par nous comme phénomène étiologique, les 3 cas de paralysie générale et les 2 d'épilepsie qui rentrent dans les mêmes conditions de diagnostic étiologique fait à l'asile même, nous verrons, en joignant les chiffres additionnés de ces diverses causes à celui de 23 indiquant les cas où nous avons manqué de renseignements, que 52 fois sur 78 ces documents ne nous ont pas été fournis.

Constatons néanmoins qu'il résulte de l'examen du résumé statistique des causes déterminantes un fait que j'ai constaté maintes fois personnellement et que j'ai vu constater dans d'autres statistiques, à savoir l'influence prédominante, cette année encore, des causes physiques comme causes déterminantes de la folie (1).

En effet, sur les 55 cas énumérés dans le tableau ci-dessus, 27 appartiennent aux causes physiques et 18 seulement aux causes morales.

Cette différence de fréquence en faveur des causes physiques a bien sa valeur, surtout si on la rapproche de l'influence, non moins considérable dans le même sens, des an-

(1) Je sais bien que ce résultat statistique est en contradiction avec les idées généralement reçues sur la prédominance, au contraire, des causes morales dans la genèse de la folie. Loin de moi la prétention de m'élever contre cette opinion qui a été émise par Esquirol, Guislain, Parchappe et la plupart des aliénistes. Je constate seulement ici que les recherches statistiques auxquelles je me suis livré depuis plus de huit années pour mes rapports médicaux annuels m'ont toujours fourni un chiffre supérieur de causes physiques dans l'étiologie de la folie.

técédents héréditaires. Elle donne raison à l'opinion que je partage pour mon compte complétement, que la folie est une maladie non pas de l'intelligence, non pas de l'âme, non pas *spirituelle*, si je puis dire ainsi, mais une maladie du cerveau, l'organe, l'instrument des facultés intellectuelles, du système nerveux siége des sensations, une maladie *carporelle* en un mot.

De plus, cette contribution si considérable des causes physiques dans la production de la folie rend au traitement physique, *médical*, la juste place qu'il doit occuper dans la thérapeutique mentale. Elle indique bien le rôle important, prédominant, qu'il doit y remplir, rôle qui n'est peut-être pas encore assez apprécié, que certaines personnes, des médecins même, ont méconnu, quelques-uns tout-à-fait repoussé, au profit de ce qu'on appelle le *traitement moral* dont l'importance, incontestable sans doute, n'est cependant que relative et subordonnée, le plus souvent, à celle du *traitement physique*.

9° Nature de la folie des aliénées admises en 1870 pour la première fois dans un asile.

Lypémanie	23
Manie	12
Démence	11
Folie hystérique	18
— épileptique	3
— paralytique	4
Idiotie, imbécillité	7
	78

En portant les yeux sur ce tableau, qui indique les variétés de folie dont étaient atteintes les 78 aliénées traitées pour la première fois dans un asile, en 1870, nous voyons que la forme d'aliénation qui a prédominé est la forme dépressive, la folie mélancolique, la *lypémanie*. Nous voyons, en effet, que cette variété de maladie mentale s'est présentée 23 fois. Pour faire ressortir plus complétement encore la prédominance du délire à forme dépressive chez ces aliénées, je dois ajouter que parmi les 18 folies hystériques consignées dans le tableau nº 9, un bon nombre revêtaient le caractère hypochondriaque et présentaient surtout des symptômes lypémaniaques.

Du reste, depuis plusieurs années déjà, j'ai pu constater les mêmes résultats statistiques dans la population des différents asiles où j'ai été successivement appelé à traiter des aliénées.

L'explication de cette grande quantité de délires mélancoliques est facile à trouver, du reste, pour peu qu'on y réfléchisse. Dans le siècle où nous vivons, et principalement depuis une vingtaine d'années, chacun tend au *bien-être matériel*. C'est vers lui que sont dirigées toutes les aspirations. Chacun veut jouir du bonheur le plus grand, le plus complet, le plus prompt possible. Chacun veut arriver. C'est une course au clocher après toutes les jouissances, le luxe, la richesse, le *veau d'or*, depuis les plus basses classes de la société jusqu'aux plus élevées, et dans laquelle sont plus ou moins foulées aux pieds les lois morales et religieuses.

Dans ce *steeple-chase* du positif, que de chutes, que de culbutes, que de déceptions, que de désenchantements, que d'amers désespoirs et, par contre aussi, que de têtes qui se perdent, que de cerveaux qui se troublent, que de malheureux amenés de désillusions en tristesses jusque dans nos asiles !

Et ce genre de délire ne fera que tendre à s'accroître ou à devenir au moins de plus en plus prédominant après les terribles épreuves et les horribles catastrophes que vient de traverser notre pauvre pays.

10° Curabilité probable des aliénées admises en 1870 pour la première fois dans un asile.

Présumées curables	33
— incurables	45
	78

Ce tableau nous donne un présage à l'avance, en même temps qu'il nous montre une des causes du nombre relativement restreint — à l'asile de Maréville — des guérisons que nous constaterons lorsque, dans le § II, nous nous occuperons des aliénées sorties en 1870. Comment, en effet, ne pas déjà prévoir un résultat relativement peu favorable, en voyant que sur 78 aliénées admises en 1870, 45, c'est-à-dire plus de la moitié, étaient déjà présumées incurables lors de leur admission. Et surtout, si nous tenons compte que dans dans cette appréciation des chances de curabilité ou d'incurabilité nous penchons toujours plutôt du côté de la guérison probable.

Cette année, du reste, le nombre des malades présumées curables est plus considérable que les années précédentes. Par contre, le chiffre des guérisons est aussi plus élevé et, coïncidence remarquable, il porte principalement, ainsi que nous allons le voir tout à l'heure, sur les malades admises dans l'année même qui nous occupe.

Telles sont, Monsieur le Préfet, les considérations que j'ai cru devoir vous soumettre sur les aliénées admises pendant l'année 1870. Je vais mettre sous vos yeux, dans les deux paragraphes suivants, une étude du même genre sur les femmes *sorties* ou *décédées* pendant le même exercice, et vous aurez ainsi un aperçu complet du fonctionnement de mon service pendant ce laps de temps.

§ II.

SORTIES.

Pendant l'année 1870, il est sorti de la division des femmes 66 aliénées se décomposant de la sorte:

	Folles.	Imbéciles et idiotes.	Total.
Aliénées sorties par guérison......	27	»	27
— amélioration...	14	»	14
— transfèrement..	1	1	2
Aliénées retirées avant guérison...	17	6	23
	59	7	66

Le chiffre des sorties de l'exercice qui nous occupe présente une augmentation de 7 sur celui de l'an dernier, il n'est pas non plus un des moins élevés de la période de 7 années (1864 à 1870), dont je vous ai plus haut soumis les chiffres comparatifs.

Le nombre des sorties par guérison de cette année est aussi supérieur de 11 au même nombre de l'année 1869, et il est un des plus élevés de la période septennale.

Cependant, quelque satisfaisants que puissent être relativement ces résultats, ils ne le sont pourtant pas au même degré que ceux obtenus dans la plupart des autres asiles.

Je puis, notamment, sur ce rapport, faire appel à mes

souvenirs personnels pour les asiles de Rouen et de Bailleul. Du reste, à l'appui de ce que j'avance, je vais mettre sous vos yeux, Monsieur le Préfet, le résumé d'un travail statistique auquel je me suis livré pour l'asile de Maréville d'abord, pour les sept années qui viennent de s'écouler, et ensuite pour sept autres asiles dont j'ai pu avoir à ma disposition les comptes rendus annuels. Ce sont par ordre de date :

Les asiles de :	Chambéry,	1862.
—	Saint-Dizier,	1862.
—	Bailleul,	1864.
—	Niort,	1866.
—	Rouen,	1869.
—	Stephansfeld,	1869.

La moyenne des sorties par guérison pendant les sept années précédentes, à l'asile de Maréville, a été de 1 sur 4,86 par rapport aux admissions annuelles, et de 1 sur 37,7 proportionnellement au nombre total de la population.

A quelques erreurs près, et légères du reste, les mêmes résultats se sont traduits par les chiffres suivants pour les divers asiles cités plus haut, soit :

CHAMBÉRY :	1	guérison	sur 2,70 du chiffre des admis.
	1	—	sur 18 de la population générale.
SAINT-DIZIER :	1	—	sur 16 —
BLOIS :	1	—	sur 1,66 du chiffre des admiss.
	1	—	sur 13,2 de la populat. générale.
BAILLEUL :	1	—	sur 3,03 du chiffre des admiss.
	1	—	sur 10,9 de la populat. générale.
NIORT :	1	—	sur 12,4 —
ROUEN :	1	—	sur 2,5 du chiffre des admiss.
	1	—	sur 12,2 de la populat. générale

STEPHANSFELD: 1 — sur 2,9 du chiffre des admiss.
1 — sur 12,1 de la populat. générale.

Vous pouvez le voir, Monsieur le Préfet, ces résultats sont bien plus satisfaisants que ceux obtenus à Maréville — dans la division des femmes, bien entendu, — et même en prenant pour terme de comparaison les guérisons de cette année, une des plus favorisées sous ce point de vue, nous avons encore une infériorité sensible sur l'asile le moins bien partagé de ceux que je vous ai signalés.

Ainsi, cette année, le chiffre des guérisons a été de : 1 sur 3,77 par rapport au chiffre des admissions, et de 1 sur 32,1 par rapport à la population générale de l'asile.

Celui-ci présente cependant d'excellentes, de magnifiques conditions hygiéniques et sanitaires, son personnel est parfaitement organisé : vous avez pu, Monsieur le Préfet, constater tout cela par vous-même. Lorsqu'il aura pu être doté d'un système hydrothérapique qui lui manque, par la terminaison de travaux hydrologiques déjà très-avancés et que M. le Directeur pousse avec activité, il sera un des établissements les plus complets de France. Ce n'est donc pas lui qu'il faut accuser de cette infériorité relative de sorties ou de guérisons obtenues.

En laissant de côté toute fausse modestie, je crois pouvoir affirmer que, pour ma part, je fais tous mes efforts pour arriver à des résultats meilleurs, que, du reste, j'ai pu réaliser dans d'autres asiles.

C'est donc en dehors de l'établissement lui-même qu'il faut rechercher les causes de cette infériorité regrettable. Ces causes, je les ai déjà signalées à votre honorable prédécesseur, je veux aujourd'hui vous les indiquer aussi à vous-même, Monsieur le Préfet. Elles existent depuis longtemps déjà et, sans être particulières précisément à Maréville, c'est un des établissements où elles signalent le plus leur funeste influence. Les supprimer complétement sera peut-être chose ardue : on a toujours beaucoup de mal à déraciner certains abus, surtout quand ils sont colorés d'un semblant d'utilité humanitaire. Mais ce serait déjà quelque chose si l'on pouvait en atténuer les inconvénients. C'est pour cela que je me fais un devoir de vous les signaler, convaincu qu'il ne dépendra pas de vous d'y apporter les modifications possibles, ou tout au moins de provoquer les mesures nécessaires à cet effet.

Ces causes se réduisent à deux principales :

1° L'éloignement de l'asile régional, si je puis ainsi appeler Maréville, des départements, ou tout au moins de trois départements sur quatre qui lui adressent leurs aliénés, et par suite, les retards considérables apportés à l'admission de ces malades ;

2° *Et surtout* l'internement provisoire des aliénés de cette région dans des dépôts de mendicité, quartiers d'hospice, maisons de secours, dits *quartiers d'observation*.

Je n'insisterai pas beaucoup sur la première cause. Y remédier est chose possible et très-faisable, grâce à la facilité et à la rapidité actuelles des communications. D'un autre côté, les retards, toujours préjudiciables aux aliénés, apportés à leur admission, pourraient être atténués en grande partie, annihilés même presque complétement par la suppression des quartiers dits d'observation.

Reste donc cette dernière cause, la principale, la plus fatale, à mon avis, aux destinées des aliénés, celle qui leur enlève le plus de chances de guérison.

Loin de moi de blâmer l'idée qui a présidé à l'établissement de ces quartiers d'observation, où les individus soupçonnés ou atteints d'aliénation mentale sont placés provisoirement, à l'effet de constater si vraiment ils sont bien privés de leur raison, avant de prendre la grave détermination de les interner dans un asile spécial. On a voulu ainsi épuiser en quelque sorte la mesure du respect de la liberté individuelle.

Mais, pour peu qu'on veuille y réfléchir, surtout quand on connaît bien l'essence, l'organisation, le mécanisme, le fonctionnement de ces quartiers d'observation, il est facile de voir que le but qu'on se proposait est loin d'être atteint et qu'il est complétement faussé.

Tout d'abord, l'organisation de ces quartiers d'observation est toujours défectueuse et incomplète, tant au point de vue matériel qu'au point de vue moral. Ce sont toujours des recoins pris dans un hospice ou dans un hôpital, une prison ou un dépôt de mendicité. Les locaux y sont étroits, mal aérés, nullement appropriés à la population qu'ils doivent recevoir. Le personnel y est insuffisant, pas au courant des habitudes, des mœurs, des besoins des aliénés. Les médecins — chargés d'autres services, hôpital, hospice, prison ou autres — ne font celui des aliénés que par surcroît, à leurs heures. Excellents praticiens, du reste, ils n'ont généralement pas fait la moindre étude spéciale de la folie. — Or, si les maladies mentales sont surtout insidieuses, difficiles à diagnostiquer, si le traitement y est surtout nécessaire, s'il a des chances de succès, c'est principalement au début. La présence d'un spécialiste serait donç tout aussi nécessaire dans un quartier d'observation que dans un asile.

Dans tous ces établissement bâtards, il est à peu près de règle, et presque imposé par leur mauvaise organisation matérielle elle-même, d'appliquer à tous les malades qui y sont amenés les moyens de coercition : camisole de force, entraves, liens de toute espèce sur une vaste échelle, soit que les aliénés soient agités, soit qu'on craigne une évasion ou des tendances destructives, suicide ou autres.

Mais laissons même dans l'ombre ce côté peu riant, peu engageant des quartiers dits d'observation. Etudions-en le fonctionnement. Les malades aliénés ou soupçonnés de l'être y sont placés. Combien de temps va durer leur observation? L'autorité supérieure a fixé, je crois, la limite extrême à quinze jours. Mais, hors les cas d'agitation excessive, d'actes aggressifs, de nécessité urgente d'évacuation, les malades dépassent presque toujours ce terme. Témoin, Monsieur le Préfet, ce que je vous ai signalé au début de ce rapport, à propos du quartier d'observation d'Epinal. Nous avons eu la preuve convaincante que 23 aliénés des deux sexes, du département des Vosges, étaient restés à l'hospice Saint-Maurice, soi-disant en observation, pendant des semaines, des mois et même des années. Et, à moins d'une inspection très-fréquente, très-minutieuse, je défie bien d'empêcher qu'il en soit ainsi le plus souvent.

Or, Monsieur le Préfet, c'est maintenant un fait de science vulgaire que, s'il est une maladie qui demande à être traitée le plus près possible de son début pour avoir des chances de guérir, c'est surtout l'aliénation mentale. Ce fait d'expérience est presque un axiome pour les médecins aliénistes. Et dans son *Rapport médical* sur l'asile de Blois pour 1863, l'honorable inspecteur général Lunier, alors médecin-directeur de cet établissement, attribuait les si beaux résultats curatifs qu'il venait d'obtenir à la rapidité avec laquelle les aliénés de Loir-et-Cher sont conduits à l'asile, dès que les premiers symptômes ont éclaté : Ainsi, sur 54 aliénés guéris, il constatait que, chez 25, le début de la maladie ne remontait pas au delà d'un mois, et que, chez 11, il était compris entre un et six mois.

Les résultats que j'ai à vous signaler cette année pour Maréville, sans être aussi brillants, confirment néanmoins cette vérité fondamentale que devraient bien méditer les partisans du système déplorable des quartiers d'observation. Ainsi, sur les 27 aliénées sorties guéries en 1870, on remarque que, chez 8, le début de la maladie ne remontait pas à plus de six mois, et chez 13, il ne dépassait pas une année.

Cette vérité expérimentale est si profondément vraie, je ne saurais trop le répéter, que je ne doute pas, pour ma part, que si les médecins ordinaires avaient des connaissances plus exactes, plus approfondies de la folie et, par contre, la traitaient convenablement immédiatement à ses débuts, si souvent insidieux, beaucoup moins d'aliénés devraient être nécessairement isolés dans les asiles. De là, à mon avis, la nécessité pratique de faire plus largement entrer dans l'enseignement médical les études sur l'aliénation et l'utilité urgente, indiquée, de la création d'un enseignement clinique des maladies mentales dans les Facultés de médecine, et même dans les écoles secondaires.

Mais revenons à notre sujet.

Etant donné le système des quartiers d'observation avec les inconvénients graves, incontestables, que je vous ai signalés, les lenteurs inévitables qu'il apporte au placement des aliénés dans les asiles et, par conséquent, à l'application prompte d'un traitement salutaire, surtout au début, — le traitement faisant à peu près complétement défaut dans les quartiers d'observation — étant, dis-je, donné ce système avec ses funestes conditions, il est certain, pour peu qu'on veuille y réfléchir et sans qu'il soit besoin d'entrer dans de plus grands détails, que ce système fait perdre aux aliénés les meilleures de leurs chances de guérison.

Car on voit d'ici avec quelle lenteur, toute naturelle même par la force des choses sans qu'elle soit exagérée, les aliénés finissent par arriver à l'asile. D'abord il faut les démarches nécessaires pour leur admission dans le quartier d'observation. Je suppose leur aliénation constatée, aussi bien que la légitimité et la nécessité de leur isolement : si l'urgence n'est pas imminente, si les malades ne sont pas *dangereux*, on attendra pour les conduire à l'asile qu'il y en ait un certain nombre, par raison d'économie, pour ne faire qu'un seul voyage. Et pendant tous ces retards le malheureux aliéné qui aurait pu trouver la guérison à la suite d'un traitement promptement institué, perdra toute chance d'y arriver, et viendra grossir le chiffre déjà si élevé des incurables à l'asile de Maréville, — 587 sur les 723 malades restant dans l'établissement le 31 décembre 1870, — et dont l'élévation est due pour la plus grande partie, à mon avis, à l'arrivée trop tardive des aliénés dans l'asile. Le système que j'attaque est donc nuisible aux véritables intérêts des aliénés.

En effet, dans les départements où il n'est pas en vigueur, et je puis à cet égard citer Rouen, Bailleul, et la plupart des sept asiles que j'ai signalés plus haut pour leurs bons résultats curatifs, dans ces départements, dis-je, on amène directement à l'asile les individus atteints d'aliénation mentale, en remplissant tout naturellement toutes les exigences de la loi de 1838. Si ces individus sont réellement fous, et c'est le cas le plus commun, ils jouissent de suite des bénéfices d'un traitement salutaire, si par hasard il s'en trouve qui soient reconnus n'être pas aliénés, ils sont rendus à la liberté et au moins aussi promptement que dans les quartiers d'observation. Voilà près de dix-huit années que je suis dans les asiles, eh bien ! je suis encore à voir, je ne dirai pas une séquestration arbitraire, mais même douteuse.

J'ai vu à l'œuvre les deux systèmes, j'en ai bien étudié les avantages et les inconvénients, et après mûres réflexions je n'hésite pas en mon âme et conscience à proscrire comme nuisibles, anti-humanitaires, contraires aux intérêts véritables des aliénés, les quartiers dits d'observation qui ne sont qu'une entrave à l'admission rapide des malades et par suite un obstacle fatal aux chances de guérison qu'ils peuvent avoir [1].

Nous allons maintenant, Monsieur le Préfet, étudier les 27 aliénées sorties guéries en 1871 au point de vue de *l'âge, l'étiologie, la durée du traitement et la nature de la maladie.*

11° Age des aliénées sorties guéries en 1870.

De 15 à 20 ans	2
De 20 à 25 ans	2
De 25 à 30 ans	3
De 30 à 35 ans	4
De 35 à 40 ans	3
De 40 à 50 ans	7
De 50 à 60 ans	1
De 60 à 70 ans	2
De 70 et au-dessus	1
Ages inconnus	2
	27

Pour les admissions, je vous avais fait remarquer que l'âge où la folie se développait de préférence chez la femme était la période de 15 à 50 ans. Il est donc tout naturel que nous retrouvions, à propos des sorties, que c'est aussi dans la même période de temps que la guérison est le plus souvent obtenue. C'est ce que constate le tableau n° 11.

(1) Dans ce que je viens de dire, je n'ai eu en vue que *les aliénées placées par l'autorité* et non celles dont le placement est volontairement opéré par leur famille. Ces dernières comptent pour 14 dans le total des 27 aliénées sorties guéries en 1870. Ce chiffre est très-éloquent en faveur de la thèse que je soutiens et il plaide mieux que tout ce que je pourrais dire contre les placements tardifs et contre le système qui les retarde le plus, l'internement provisoire dans les quartiers d'observation.

12° Etiologie de la folie chez les aliénées sorties guéries en 1870.

A. — Causes prédisposantes.

Individus issus d'une mère aliénée.............	1
— de père et de mère aliénés......	2
Sans renseignements........................	24
	27

B. — Causes déterminantes.

Causes physiques.	maladies propres à la femme...........	2
	hystérie...........................	6
	maladies diverses..................	1
Causes morales.	chagrins domestiques................	2
	— de perte de fortune...........	1
	— — . de personne chère....	1
	— d'ambition déçue.............	1
	— d'amour....................	2
Causes inconnues..................................		11
		27

Ce tableau, en nous montrant, comme nous l'avons vu aux *admissions*, la pénurie des renseignements étiologiques, confirme aussi la remarque que j'ai déjà faite sur la prédominance des causes physiques comme causes déterminantes de la folie.

13° Durée du traitement des aliénées sorties guéries en 1870.

Un mois et au-dessous	3
De 1 à 2 mois	1
De 2 à 3 mois	1
De 3 à 4 mois	3
De 4 à 6 mois	7
De 6 à 9 mois	1
De 9 à 12 mois	5
De 1 à 2 ans	2
De 2 à 5 ans	4
	27

Ce tableau statistique est bien fait pour démontrer l'importance capitale d'un traitement promptement appliqué pour amener la guérison de la folie. Nous y voyons en effet que sur les 27 guérisons constatées, 21 ont eu lieu chez des malades dont la manifestation antérieure de la maladie ne remontait pas à plus d'une année. C'est en effet dans les deux premières années, la première surtout, que le traitement a le plus de chances de réussir ; les probabilités de succès diminuent ensuite à mesure que l'on s'éloigne davantage du début de la maladie.

Cette vérité incontestable et basée sur l'expérience vous sera encore mieux démontrée, Monsieur le Préfet, si j'entre avec vous dans quelques détails sur les éléments qui ont servi à composer le tableau n° 13.

Sur les 27 aliénées guéries, et sur les 21 dont le début de la folie ne remontait pas à plus d'une année, 12 étaient entrées à l'asile en 1870, la plus ancienne le 25 mars, et la plus récente le 4 août : la durée la plus longue du traitement chez ces malades a été de 9 mois, la plus courte de

5 semaines seulement. Chez presque toutes ces 12 malades, la folie avait éclaté quelques jours, une semaine au plus, avant l'internement à l'asile.

C'est donc à bon droit et dans l'intérêt le plus réel des aliénées, et indirectement aussi dans le but d'alléger le budget départemental en diminuant le nombre final des journées de présence à l'asile, que je me suis élevé plus haut dans ce rapport sur la nécessité absolue d'atténuer, de réduire autant que possible les retards apportés à l'admission des malades dans l'asile.

14° Nature de la maladie chez les aliénées sorties guéries en 1870.

Lypémanie	9
Manie	7
Folie hystérique	11
	27

Nous voyons par ce tableau que les guérisons appartiennent exclusivement aux folies lypémaniaque, maniaque et hystérique. Ainsi que vous l'avez pu voir dans les *admissions*, ces formes des maladies mentales sont aussi celles qui dominent le plus souvent. Il est excessivement rare d'arriver à la guérison chez les malades tombées en *démence* ou atteintes de *folie épileptique*. Quant aux variétés désignées sous les noms *d'idiotie*, *d'imbécillité congénitale*, de *crétinisme* et de *paralysie générale*, leur dénomination seule emporte avec elle l'idée d'une incurabilité absolue. Tout au plus pour la dernière variété, la *paralysie générale* obtient-on, assez rarement du reste, des rémissions de plus ou moins longue durée qui ont pu quelquefois en imposer pour la guérison. Jamais toutefois à un médecin habitué aux maladies mentales.

Etudions maintenant les décès qui ont eu lieu en 1870 aux divers points de vue de : *l'âge, l'étiologie, la folie, la durée du traitement des aliénées décédées, les causes des décès et les mois où ils sont survenus.*

§ III. — DÉCÈS.

Le chiffre des décès s'est élevé en 1870 dans la division des femmes à 79, dont 78 par cause naturelle et 1 par suite d'accident. Ce chiffre est plus élevé que celui de l'an dernier de 29, il est aussi le plus fort de la période septennale de 1864 à 1870. Cette fâcheuse augmentation a sa raison d'être dans plusieurs causes qui l'expliquent et en atténuent la portée.

D'abord, sur le nombre des femmes décédées, 24 étaient comprises dans la limite d'âge de 60 ans et au-dessus. Ensuite, la mort a frappé sur un grand nombre de malades entrées dans l'année même et arrivées à l'asile dans des conditions d'âge avancé et d'affaiblissement physique, telles que le décès et le décès à bref délai même était la seule alternative possible à attendre. Je mets, du reste, sous vos yeux, Monsieur le Préfet, comme pièces justificatives la liste de 21 aliénées comprises dans cette situation défavorable et qui devaient ainsi fatalement grossir la liste nécrologique de la division. Cette liste renferme aussi un autre enseignement : elle vient encore à l'appui de la thèse que je soutiens sur les inconvénients, les dangers même des admissions retardées.

Nocus, entrée le 8 janvier 1870 avec tous les signes d'une paralysie générale très-avancée déjà. Morte le 9 octobre dans le marasme paralytique.

Ve Schœffer, entrée le 8 janvier 1870, âgée de 87 ans. Morte le 9 juin dans le marasme sénile.

Ve Robin, entrée le 3 février. Manie aiguë remontant déjà à plusieurs semaines. Très-agitée, affaiblissement physique très-considérable. Morte le 11 février.

Ve Bagnet, entrée le 3 février. Lypémanie aiguë. Symptômes de compression cérébrale. Morte le 10 février d'une congestion cérébrale.

Berbesant, entrée le 4 février. Manie chronique. Début éloigné. Morte le 20 juin d'une congestion cérébrale.

Boisson, entrée le 24 février. Folie hystérique remontant à plus d'une année. Santé très-affaiblie. Refus de manger. Suppuration chronique de la main. Morte le 16 mars d'une résorption purulente.

Ve Claude, entrée le 26 février. Age inconnu, mais très-avancé. Santé des plus débiles. Morte le 24 avril d'épuisement et de marasme.

Krivalet, entrée le 28 février. Paralysie générale déjà avancée, à laquelle elle succombe le 19 octobre 1870.

Ve Mairmangin, entrée le 3 avril, 62 ans. Démence. Santé physique délabrée, des plus affaiblies. Morte dans le marasme le 9 juillet.

Monta, entrée le 5 avril. Paralysie générale avancée. Epuisée, affaiblie, alitée dès son entrée, décédée le 1er mai.

Schewtzer, entrée le 12 avril. Lypémanie aiguë, plusieurs semaines d'invasion déjà. Affaiblissement physique et maigreur extrêmes; refus obstiné de prendre des aliments, il faut la nourrir à la sonde; meurt le 7 mai dans le marasme et l'épuisement nerveux.

Serva, entrée le 6 mai, 80 ans. Démence maniaque, maigreur inouïe, extrémités cyanosées, gangrène sénile à craindre. En effet, elle en meurt le 9 mai.

Ve Hautois, entrée le 2 juin. Lypémanie déjà ancienne. Infirme, santé physique épuisée, diarrhée à laquelle elle succombe le 15 août.

Gardien, entrée le 9 juin. Lypémanie de date déjà assez ancienne. Maigreur de squelette, faiblesse extrême; refus obstiné de manger, il faut employer la sonde; tendance au suicide; morte le 17 juin d'épuisement nerveux.

Vinckel, entrée le 17 juin 1870. Lypémanie remontant déjà loin. Difficile, obstinée, fait une chute; plaie du genou qui bien vite prend un mauvais caractère, se sphacèle, résorption purulente; morte le 28 juin.

Summer, entrée le 24 juin. Lypémanie. Tellement maigre et tellement affaiblie qu'il faut la coucher dès son arrivée; très-excitée, bruyante; meurt le 20 juillet d'une congestion pulmonaire.

Jugnickel, entrée le 25 juin. Lypémanie déjà ancienne. Refus obstiné de prendre des aliments, amaigrissement, émaciation extrême; meurt le 10 juillet d'épuisement nerveux.

Couteau, entrée le 13 juillet, 79 ans. Démence. Meurt le 1er août d'une congestion cérébrale.

Ve Cherrière, entrée le 13 juillet, 75 ans. Démence. Il a fallu l'aliter dès son entrée tant elle était affaiblie; meurt le 14 octobre dans le marasme sénile.

Ve Bastien, 63 ans. On ne peut plus affaiblie et débilitée; meurt le 3 décembre.

Enfin, il est une autre cause que je dois vous signaler, Monsieur le Préfet, parce qu'elle a concouru aussi dans une certaine mesure à l'augmentation du chiffre des décès. Cette cause est la suite des circonstances difficiles que l'asile a eu à traverser. Je veux parler de la réduction assez notable en quantité et en qualité du régime alimentaire, par suite des difficultés créées par la guerre et par l'invasion. Je le répète, je dois bien vous signaler cette cause qui a eu une influence évidente sur les derniers décès de l'année qui nous occupe et parce que dans mon Rapport de l'an prochain je devrai vous l'indiquer comme ayant une large part d'influence dans les décès de 1871 (1).

La mort survenue chez une de nos malades à la suite d'un accident est arrivée chez une vieille femme aveugle et infirme qui a été précipitée du haut d'un talus par une autre malade. Une chute sur la tête a produit une commotion cérébrale et la mort presque instantanément.

15° Age des aliénées décédées en 1870.

De 15 à 20 ans	2
De 25 à 30 ans	2
De 30 à 35 ans	4
De 35 à 40 ans	8
De 40 à 50 ans	12
De 50 à 60 ans	17
De 60 à 70 ans	14
De 70 et au-dessus	10
Ages inconnus	10
	79

Ce tableau, Monsieur le Préfet, ainsi que je vous l'ai déjà fait remarquer indique un âge généralement avancé chez la

(1) Il ressort de recherches statistiques faites en Angleterre, et reproduites par Guislain dans ses *Phrénopathies*, sur les rapports de l'alimentation avec les guérisons et la mortalité dans les asiles, les résultats suivants que je résume : Dans les asiles où les malades sont *bien nourris*, on obtient 43,70 guérisons pour 100, et la mortalité n'est que de 9,35 pour 100. Dans les établissements où la nourriture *laisse à désirer*, la proportion des guérisons n'est plus que de 37,75 pour cent et la mortalité s'élève à 14,54 pour 100. Je cite ces chiffres sans réflexions comparatives me bornant à appeler de tous mes vœux le rétablissement le plus prochain à Maréville du régime alimentaire qui y était en vigueur avant le mois d'août 1870 ; ce qui, j'en suis sûr, ne dépendra pas de l'habile directeur de cet Etablissement.

plupart des aliénées décédées en 1870 et nous y voyons que 53 sur 79 avaient dépassé la moyenne de la vie ordinaire.

16° Durée du traitement chez les aliénées décédées en 1870.

Un mois et au dessous	12
De 1 à 2 mois	1
De 2 à 3 mois	4
De 3 à 4 mois	1
De 4 à 6 mois	5
De 6 à 9 mois	4
De 9 à 12 mois	4
De 1 à 2 ans	7
De 2 à 5 ans	8
De 5 ans et au-dessus	33
	79

Ce tableau nous fait voir qu'en dehors des causes particulières qui ont élevé assez notablement le chiffre des décès en 1870, un bon nombre d'aliénées décédées étaient cependant à l'asile depuis une époque assez éloignée, puisque 41 avaient dépassé la période de traitement de 2 ans à 5 ans et au-dessus et que plusieurs étaient dans l'établissement depuis 10, 15 et même 20 ans.

17° Nature de la folie chez les aliénées décédées en 1870.

Lypémanie	24
Manie	3
Folie hystérique	7
— épileptique	12
Démence sénile	17
— maniaque	3
Paralysie générale	5
Idiotie et imbécillité	9
Crétinisme	1
	79

Ce tableau est d'autant plus intéressant qu'il vient encore, comme circonstance atténuante, diminuer la gravité du chiffre de nos 79 décès. Nous constatons, en effet, que, sur le chiffre total des malades décédées, 32 étaient atteintes de maladies mentales des plus graves, et dont la terminaison par la mort est la règle à peu près. Ce sont les 10 épileptiques, les 17 démences séniles et les 5 paralysies générales. Dans le tableau des 21 malades entrées et décédées dans l'année, que j'ai mis plus haut sous vos yeux, Monsieur le Préfet, nous avons vu que plusieurs, 6 au moins des lypémaniaques (qui font partie de celles consignées dans le tableau n° 17), présentaient la forme tout à fait la plus grave de cette variété des vésanies mentales. Une autre était atteinte de manie aiguë interne. Donc, en tout, 39 étaient prédestinées, presque fatalement, à une mort plus ou moins prochaine.

Enfin, le tableau n° 18 va encore nous donner la clef du nombre, relativement élevé, des décès dans la division des femmes, en 1870.

18° Causes des décès en 1870.

Marasme (nerveux-sénile)	23
Congestion cérébrale	6
Commotion cérébrale	1
Hémorrhagie cérébrale	1
Bronchite chronique	3
Broncho-pneumonie	2
Congestion pulmonaire	3
Pneumonie	3
Pleuro-pneumonie	1
Pleurésie	1
Phthisie pulmonaire	3
A reporter	47

Report	47
Péricardite	1
Affection organique du cœur	2
Cancer du mésentère	2
Dysenterie	2
Marasme diarrhéique	8
Fièvre typhoïde	2
Péritonite	2
Affection organique de l'utérus	3
Résorption purulente	2
Gangrène sénile	2
Accès répétés d'épilepsie	5
Variole	1
	79

Nous voyons, en jetant les yeux sur ce tableau, que les affections auxquelles ont succombé nos malades étaient, pour la plupart, *chroniques, organiques* ou *cérébrales*. Les maladies aiguës incidentes sont en minorité. En effet, 50 décès au moins rentrent dans la première catégorie. Ensuite, dans les affections aiguës ou autres, plusieurs, celles des voies respiratoires par exemple, trouvent leur issue fatale justifiée par les rigueurs exceptionnelles de l'hiver de 1870, d'autres par leur nature particulièrement grave : la dyssenterie, la fièvre typhoïde et les deux résorptions purulentes. Enfin la variole, qui a emporté une de nos malades, était confluente et, par conséquent, très-pernicieuse.

Et quand tout à l'heure, Monsieur le Préfet, je vais vous soumettre quelques brèves considérations sur l'état sanitaire général de mon service et les maladies incidentes qui ont régné dans la division, et principalement l'épidémie de variole, vous verrez que nous devons encore nous estimer heureux que le chiffre des décès, déjà assez élevé, ne l'ait pas été davantage.

§ IV

ETAT SANITAIRE.—MALADIES INCIDENTES

Je vous ai signalé, Monsieur le Préfet, en vous parlant du nombre relativement restreint des sorties par guérison à l'asile de Maréville, les excellentes conditions hygiéniques de ce bel établissement. En effet, depuis six ans que j'y exerce les fonctions de médecin en chef, l'état sanitaire de mon service a toujours été des plus satisfaisants. Non-seulement il n'y a pas régné d'épidémie, mais même le nombre des maladies incidentes y a toujours été peu élevé. Ainsi, en moyenne, sur un mouvement de population de plus de 850 personnes, il n'y a guère eu plus de 80 malades qui aient séjourné — plus ou moins longtemps, en général peu de temps — à l'infirmerie, pour des affections aiguës, le plus souvent peu graves.

Il en avait été de même, pendant l'année 1870, jusqu'au 15 mai : ce jour-là, une jeune malade du service fut prise de maux de tête, de fièvre, de vomissements, avec une douleur de reins assez vive. La variole régnait épidémiquement à Nancy et dans le département depuis plusieurs mois déjà. Mon attention fut mise en éveil, et ce n'était pas sans motif, car le 18, trois jours après l'apparition de ces phénomènes prodromiques, une éruption variolique bien caractérisée, mais assez discrète, se déclarait chez cette jeune fille.

Le 16, une de nos infirmières, du même quartier, offrait des phénomènes analogues, et le 19, apparaissaient les pustules varioliques, bénignes aussi dans leur manifestation.

Le 27 mai, trois aliénées de trois quartiers différents présentaient une éruption de boutons de la petite vérole, sans avoir eu, pour ainsi dire, de symptômes prodromiques. Il faut savoir aussi que chez nos aliénées, le plus souvent troublées, agitées, hallucinées, il est bien difficile d'être renseigné. Les maladies passeraient parfois inaperçues, si l'on n'était toujours sur ses gardes, si l'on ne les observait toujours avec soin, ou bien si elles ne se manifestaient pas par des symptômes tangibles, comme ceux de la variole par exemple.

Chez l'une de ces trois malades l'éruption était confluente, c'était surtout chez elle que les phénomènes prodromiques avaient manqué. La maladie revêtait au bout de peu de jours un caractère inquiétant, justifié bientôt par le décès de la femme, qui a succombé le 3 juin.

Il n'y avait plus à en douter, nous étions en présence d'une influence épidémique manifeste — qui se faisait remarquer en même temps dans la section des hommes — grave par la nature même de la maladie et par son caractère éminemment contagieux dans un milieu où elle pouvait trouver tant d'éléments de propagation. Nous prîmes alors toutes les précautions et toutes les mesures indiquées en pareil cas pour conjurer le mal et l'empêcher de s'étendre.

Une salle spéciale, isolée dans l'infirmerie générale, fut réservée aux malades atteintes. Une infirmière, qui avait déjà eu la variole, fut chargée seule du service de cette salle, où il fut interdit à personne autre de pénétrer. La salle réunissait toutes les conditions désirables d'une bonne et facile aération, dont nous usâmes largement. De place en place nous y disposâmes des assiettes contenant une solution d'acide phénique.

En même temps, nous eûmes recours au moyen, à notre avis le plus efficace, de soustraire la généralité de la population aux dangers de la contagion. Nous revaccinâmes ou nous fîmes revacciner toutes nos malades et nos infirmières, sans exception. Ce n'était pas petite besogne : revacciner près de 900 personnes. Nous y parvînmes cependant, et vers les premiers jours de juillet toute notre division avait été revaccinée, avec plus ou moins de succès bien entendu, mais après avoir rempli la principale condition de réussite, avoir du bon vaccin. Chez plus d'un tiers de nos malades l'opération a réussi, résultat satisfaisant, si l'on songe que beaucoup de nos malades et infirmières, jeunes encore, subissaient l'influence bienfaisante de la première vaccination, et que bon nombre d'aûtres avaient déjà été revaccinées il y a 7 ou 8 ans.

Le 6 juin, un nouveau cas de variole se déclare chez une imbécile qui, trois jours avant, avait présenté un peu de malaise.

Le 7, une autre imbécile, d'un autre quartier, après avoir été indisposée deux ou trois jours, présente aussi une éruption de pustules caractéristiques.

Le 10, nouveau cas chez une malade de l'infirmerie générale, confirmé le 13 par une éruption variolique.

Le 12, une infirmière, d'un quartier assez éloigné de l'infirmerie, mais où l'épidémie s'était tout d'abord manifestée, se plaint de fièvre, de maux de tête. Elle avait été vaccinée la veille. Je diagnostiquai une variole probable, ne pouvant admettre que le malaise fût déjà l'effet du virus vaccin. En effet, le 14 au soir, quelques pustules varioliques bien caractérisées apparaissent aux bras et aux jambes seulement. En même temps, la vaccine suivit sa marche régulière, et très-probablement l'évolution de la variole, ses effets ont été neutralisés par l'influence salutaire du virus vaccinal.

Le même jour, 12, une malade de l'infirmerie générale est prise de vomissements, elle a de la fièvre, elle se plaint de maux de tête, de douleurs lombaires, et le 15 l'éruption caractéristique apparaît.

Le 14, deux nouveaux cas s'annoncent chez une infirmière et une malade, de deux quartiers différents, par les symptômes prodromiques habituels à la variole, et l'éruption de celle-ci a lieu le 17.

Le 15, deux nouvelles éruptions chez deux infirmières, d'un quartier éloigné de l'infirmerie, assez bénignes du reste. Le 17, le 18 et le 19 voient apparaître chacun un cas de variole discrète, et qui promettent d'être d'une grande bénignité, le dernier surtout, car il a été découvert chez une malade de l'infirmerie qui ne s'était plainte de rien, qui continuait à se promener dans la cour et qu'on eut bien du mal à faire rester à la chambre. Ce fut, du reste, la dernière manifestation de l'épidémie variolique que nous eûmes à constater.

En tout, donc, 17 cas de variole, la plupart de nature discrète et bénigne, quelques-uns même étant plutôt des varioloïdes que des varioles véritables.

Cinq cas cependant offrirent le caractère de confluence d'une façon bien marquée, deux surtout, dont l'un nous a présenté même tous les signes de la *variole noire, hémorrhagique* : vomissements de sang, hématurie, selles sanguinolentes, pétéchies, larges ecchymoses sur le corps et sur les membres, affaissement des pustules, etc. Cependant, contre toute attente, la malade a parfaitement guéri puisque, le 26 juillet, elle retournait à son quartier et reprenait son service à la buanderie. Elle était tombée malade le 10 juin.

L'autre malade a succombé, au contraire, le dixième jour

de l'invasion et le huitième de l'éruption. C'est, du reste, la seule que nous ayons perdue.

Notons aussi que chez aucune des aliénées atteintes par l'épidémie, celle-ci n'a eu l'influence heureuse modificatrice du délire que produisent parfois sur la folie les maladies incidentes qui surviennent pendant son cours.

Comme ce n'est pas ici le lieu de faire un cours de pathologie interne, je n'entrerai pas dans plus de détails. Je me contenterai seulement de vous indiquer en passant que, sauf le cas de variole hémorrhagique, la variole a suivi dans les autres sa marche ordinaire, normale. Je me suis donc borné, à peu près, à un traitement expectant.

Cependant, comme l'acide phénique était alors vanté par l'un des plus éminents professeurs de la Faculté de Paris, j'en ai fait l'essai à peu près sur toutes nos malades et surtout chez les plus gravement atteintes, à la dose de 1 gramme ou 1 gramme 50 centig. dans une potion gommeuse. Je dois dire qu'il ne m'a pas paru que ce médicament ait modifié sensiblement la marche de la maladie. Est-ce à lui qu'il faut attribuer une part de la guérison de notre cas de variole noire ? Je n'oserais l'affirmer. Je dois ajouter que, pour ce cas particulier, en présence de la tendance hémorrhagique si marquée, j'ai employé aussi le perchlorure de fer, à la dose de 1 gramme.

Enfin, dans un cas d'une confluence assez prononcée, j'ai essayé le sirop de *Sarracena purpurea,* préconisé par un médecin de Bourges. La malade en a pris deux flacons ; avec toute la réserve qu'on doit apporter en pareille matière et surtout pour un seul cas observé, je dois dire, cependant, que le médicament semble avoir diminué la durée ordinaire de la période d'éruption et de maturation.

Pour en revenir à l'acide phénique, je lui attribue un rôle plus modeste peut-être, mais plus certain aussi, comme désinfectant de l'air des appartements où sont placés les varioleux. Je me suis très-bien trouvé de l'avoir largement employé dans des assiettes placées sur les tables de nuit et sous les lits des malades.

Enfin, pour en finir avec cette épidémie, signalons aussi que, pendant qu'elle sévissait, un cas de rougeole se manifesta chez une infirmière. Tout naturellement, après les premiers phénomènes prodromiques, on crut à l'existence d'une variole. Mais trois jours après, le 17 juin, l'éruption ne laissa plus aucun doute sur sa nature rubéolique. La maladie, du reste, suivit son cours habituel et, dans les premiers jours de juillet, la malade était guérie.

A dater du 18 juin, ainsi que je vous l'ai dit, Monsieur le Préfet, aucun autre cas de fièvre éruptive ne s'est déclaré dans la division, et je n'hésite pas à attribuer, en très-grande partie, cet heureux résultat à la revaccination générale que nous avons pratiquée.

Depuis lors l'état sanitaire du quartier des femmes reprit ses conditions ordinaires et satisfaisantes jusque vers le mois de décembre. Alors se manifestèrent à plusieurs reprises des embarras gastriques fébriles, ou plutôt encore des indigestions avec fièvre, persistant pendant plusieurs jours. Puis du 15 au 20 décembre une quinzaine de malades environ furent prises de diarrhées, quelques-unes même de dyssenterie. Ces malades appartenaient toutes au quartier des *gâteuses*, où se trouvent les aliénées les plus cachectiques, les plus débilitées de l'asile. Une seule a succombé à la dyssenterie dans le mois de décembre. Nous aurons à nous occuper des autres, et des nouveaux cas qui se sont déclarés dans les premiers mois de 1871, dans le rapport médical de l'an prochain.

Pour compléter ce travail sur le mouvement complet de la population admise à l'asile pendant l'année 1870, il me reste à mettre sous vos yeux le tableau suivant, représentant le nombre des aliénées admises par suite de rechute avec l'indication des époques et du nombre des récidives.

19° Récidives.

A. — ÉPOQUE DES RECHUTES.

Aliénées rechutées dans le 1er mois de la guérison.		1
—	3e mois —	2
—	2e année —	2
—	4e année —	2
—	11e année et au-dessus.	2
		9

B. — NOMBRE DES RECHUTES.

Aliénées rechutées	pour la première fois.........	6
—	la troisième fois.........	2
—	la septième fois.........	1
		9

Ainsi que je vous l'ai déjà fait remarquer, Monsieur le Préfet, les rechutes ne sont pas aussi nombreuses qu'on pourrait le croire dans la folie, et certainement elles le seraient moins encore si les familles ne se hâtaient pas si vite le plus souvent, de retirer leurs malades dès qu'elles présentent une amélioration plus ou moins sensible. Quant au nombre des rechutes chez le même individu, elles sont quelquefois nombreuses, témoin celle indiquée au tableau, et chez laquelle la folie a récidivé 7 fois. Je me rappelle avoir vu à l'asile de Saint-Yon, à Rouen, une malade qui a présenté près de 40 récidives !

§ V

TRAITEMENT.

Je considérerais ce rapport comme incomplet, Monsieur le Préfet, si je ne le terminais en vous donnant un aperçu rapide, mais cependant aussi complet que possible, du traitement que j'applique aux malades qui me sont confiées, et si je ne vous montrais ainsi les efforts constants que je fais pour remplir de mon mieux la mission délicate dont je suis chargé : guérir ou tout au moins améliorer.

Dans ces temps où l'on ne ménage pas aux asiles et à leurs médecins les attaques de toutes sortes, il n'est pas sans intérêt de faire voir que ces établissements ne sont pas des Bastille, des oubliettes, où l'on ne s'occupe plus des aliénés une fois qu'ils y sont enfermés ; que ce ne sont point, comme on l'a répété, des fabriques d'incurables ; que, bien au contraire, les malheureux qui y sont placés sont l'objet d'une sollicitude continuelle, d'un intérêt incessant, qu'on les y entoure de tous les soins hygiéniques, médicaux et moraux possibles, bien loin qu'ils y soient en butte aux tortures et aux traitements les plus barbares, ainsi qu'on l'insinue en faisant preuve d'une grande ignorance, sinon de mauvaise foi.

Le traitement institué dans mon service l'est en dehors de

toute idée systématique, il emprunte ses moyens d'action à l'hygiène morale aussi bien qu'aux agents physiques et à la thérapeutique. Il varie souvent suivant chaque malade, et aussi dans chaque cas spécial suivant les indications qui peuvent naître de la maladie.

Pour plus de clarté, Monsieur le Préfet, dans l'exposé que je vais vous soumettre, je diviserai le sujet en deux parties: le *traitement physique* et le *traitement moral.*

TRAITEMENT PHYSIQUE.

Si je place le traitement physique en première ligne, c'est que je suis convaincu par l'expérience que, dans la généralité des cas, c'est lui principalement qui doit être employé dans la thérapeutique mentale, surtout au début, et particulièrement dans les asiles. Je ne prétends pas nier pour cela l'importance du traitement moral. Je sais bien en effet qu'un des principaux éléments de ce traitement, l'*isolement* est le premier à mettre en usage dans la thérapie de la folie. Il est élémentaire de savoir que la première chose à faire est *d'isoler* le malade, pas nécessairement dans un asile ou dans une maison de santé, mais de l'éloigner du milieu où a pris naissance son trouble mental, de soustraire à ses yeux les personnes et les choses qui pourraient lui rappeler son délire et le raviver, pour ainsi dire. Mais outre que l'isolement n'est pas toujours absolument nécessaire, surtout au début, que quelquefois même il serait nuisible, ce moyen puissant de traitement, employé seul, ne réussirait pas le plus ordinairement, bien loin de là.

Nous en avons la preuve dans nos asiles, où souvent les aliénés qu'on y amène pour les enlever à l'entourage qui a provoqué, entretenu ou été le témoin de leur folie, en retrouvent bien vite un autre semblable, se créent bientôt un milieu identique dans l'établissement. Exemples : les hypochondriaques, les délirants par persécutions, les hallucinés, etc., etc. Et tout traitement moral employé seul échoue, quelque soutenu et prolongé qu'il soit. L'insuccès constant de ce traitement appliqué exclusivement depuis la tentative fameuse de Leuret est là pour le démontrer.

Le succès, la guérison, l'amélioration, si elles sont possibles, ne peuvent être obtenues que par un traitement physique approprié et institué dès l'abord. Quand celui-ci habilement dirigé aura modifié le système nerveux du malade, rétabli l'équilibre dans les diverses fonctions de l'économie, calmé l'excitation, relevé les forces, etc., il sera puissamment secondé par l'adjonction du traitement moral dont l'efficacité alors n'est pas douteuse, et leur réunion contribuera à parachever, à consolider le résultat favorable.

Il est certain aussi que parfois les deux traitements peuvent être employés concurremment et de front pour ainsi dire. Mais le plus souvent, je le répète encore, c'est le traitement physique qui dôit ouvrir la marche. En effet, que la folie à traiter soit le résultat de causes physiques ou de causes morales, elle n'en constitue pas moins, une fois établie, un état morbide physique qui doit surtout être combattu par un traitement de même nature.

Cette importance du traitement physique une fois justifiée, je vais, Monsieur le Préfet, passer en revue avec vous les principaux éléments de ce traitement dont je me sers pour mes malades, c'est-à-dire *l'hydrothérapie, la médication pharmaceutique et la médication que j'appellerai mécanique.*

HYDROTHÉRAPIE.

En tête du traitement physique, se place le traitement par l'eau, la *balnéation, l'hydrothérapie.* En effet, *les bains* sont le remède le plus anciennement et le plus habituellement employé dans le traitement de la folie, et cela se conçoit si l'on réfléchit qu'ils constituent à la fois un moyen hygiénique et un moyen thérapeutique.

Comme moyen hygiénique, les bains entretiennent la propreté du corps chez les aliénés, ceux surtout qui sont peu soigneux de leur personne, ils facilitent les sécrétions de la peau, etc. Comme agent thérapeutique, ils sont un puissant sédatif, le calmant par excellence de l'éréthisme nerveux : avec le calme ils amènent le bien-être, ils rétablissent le sommeil si souvent troublé, perdu même chez les insensés.

Il y a plusieurs sortes de bains et diverses manières de les administrer. J'emploie les bains chauds ou tièdes plutôt, les bains froids et les affusions.

La *douche,* la fameuse douche dont on a tant parlé, et dont on parle tant encore, comme on la pratiquait autrefois en laissant choir sur la tète du malade, ou en lui lançant à la face une masse d'eau énorme, est tombée à juste titre en désuétude. Pour ma part, je l'ai totalement proscrite même comme un moyen de correction.

Il en est de même, ai-je besoin d'y insister, des bains de surprise et des bains d'eau glacée qui n'ont guère jamais existé que dans le cerveau des gens qui ne connaissent pas les asiles ou qui ont un intérêt quelconque à les détracter. Quand ils ont, par hasard, été employés, ils ont été plus souvent nuisibles qu'utiles.

Je donne les bains froids à la température ordinaire, d'une durée relativement très courte, le plus souvent même ce ne sont que des affusions faites rapidement sur tout le corps, et la douche maintenant, ou plutôt *les douches* ne sont plus administrées que suivant les règles hydrothérapiques en usage dans les établissements *ad hoc* qui sont devenus si nombreux et si suivis depuis quelques années déjà, et depuis les progrès et les résultats brillants et incontestables du traitement hydrothérapique.

Je ne veux pas revenir sur l'insuffisance si grande du système balnéatoire à Maréville dont j'ai déjà entretenu votre prédécesseur. Je connais et j'apprécie à toute leur valeur les efforts de l'administration de l'asile en ce sens, efforts du reste couronnés de succès en grande partie déjà, puisque, grâce à l'habile direction imprimée aux travaux, pour la recherche des eaux par M. l'ingénieur Braconnier, on peut dire qu'il arrive maintenant à Maréville de l'eau en quantité suffisante ; mais je connais trop aussi l'extrême utilité, je dirai même, la nécessité d'une organisation hydrothérapique convenable, je sais trop les immenses services qu'elle peut rendre dans le traitement de toutes les formes des maladies mentales, pour qu'il me soit pardonné d'en appeler ici de nouveau de tous mes vœux la réalisation la plus prompte et la plus parfaite possible.

En attendant, je tire, le mieux qu'il m'est possible, parti de ce qui existe. Je donne le plus de bains que je puis, et d'une durée assez longue sans dépasser cependant 6 heures de suite. Souvent je donne dans la matinée un bain de quatre heures qui est répété dans l'après-midi.

Je me trouve bien, dans le cas d'agitation extrême, de phénomènes congestifs vers la tête, d'entretenir pendant la durée du bain (tiède, bien entendu), en les renouvelant souvent, des compresses, — serviettes, mouchoirs ou autres — imbibées d'eau froide, sur la tête des malades. Je préfère ce moyen très-simple aux irrigations, qu'il est toujours difficile de diriger convenablement sur la tête, et qui sont du reste très-agaçantes, j'en ai fait l'épreuve personnelle. Suivant les cas déterminés, les bains ne sont que de deux heures, une heure et même moins, si besoin est.

Je fais même un peu d'hydrothérapie, je veux parler de

l'enveloppement dans le drap mouillé, et de la sudation suivie d'affusions froides.

Les bains tièdes sont surtout employés comme sédatifs, calmants dans les cas aigus avec agitation plus ou moins vive ; prolongés, ils amènent le calme et le sommeil ainsi que je l'ai dit.

Les bains froids de courte durée, les affusions, l'enveloppement dans le drap mouillé, la sudation suivie d'affusions froides, ou de l'immersion dans une baignoire d'eau froide sont surtout indiqués dans les cas de délire dépressif avec affaissement physique et moral et administrés concurremment avec un régime tonique et réparateur. Ils produisent souvent de bons résultats, mais qui seraient bien plus nombreux et bien plus complets encore, si nous avions à notre disposition un véritable système hydrothérapique, ainsi que cela se voit maintenant dans la plupart des asiles.

Je ne veux pas parler des établissements de la Seine, Sainte-Anne, Ville-Evrard et Vaucluse, où l'installation hydrothérapique est aussi complète, je dirai même aussi luxueuse que possible. On peut faire quelque chose de bien, d'utile, de suffisant à meilleur marché.

Comme à l'asile de Saint-Yon, à Rouen, par exemple, où mon vénéré maître, le docteur Morel, a depuis plus de 14 ans organisé le traitement hydrothérapique sur une large base, sans de trop grands frais d'installation. C'est sous ses yeux même, alors que j'étais son interne et son médecin-adjoint, que j'ai pu constater les effets heureux, inattendus, inespérés quelquefois, de ce mode de traitement, que je n'ai pas à vanter ici, du reste, tant il est déjà connu avantageusement même dans le domaine public, et son efficacité incontestable dans la spécialité qui nous occupe, me fait encore plus vivement désirer de le voir promptement installé à Maréville.

Je ne m'étendrai pas plus longuement, Monsieur le Préfet, sur le traitement par l'eau : vous avez, je pense, une idée suffisante de la nature de ce genre de traitement dans mon service. Je vais vous exposer maintenant le traitement pharmaceutique.

TRAITEMENT PHARMACEUTIQUE.

Je n'ai pas la prétention, Monsieur le Préfet, de passer en revue avec vous tous les médicaments qui ont été employés dans le traitement de la folie, ce serait vouloir étudier la matière médical tout entière. Je me bornerai seulement à vous signaler les genres principaux, et dans ceux-ci, quelques-uns des remèdes que j'emploie le plus ordinairement, et dont je tire les meilleurs résultats.

1° *Purgatifs.* — Dans tous les temps les purgatifs ont fait partie du traitement de la folie, je n'en veux pour preuve que la vogue de *l'ellébore* chez les anciens. Ils agissent en combattant la constipation si fréquente chez les aliénés et qui retentit souvent d'une façon si fâcheuse sur le système nerveux ; souvent, aussi en opérant sur le tube intestinal une révulsion des plus favorables, ils diminuent la congestion de l'encéphale.

Un purgatif ou un vomitif administré à propos a suffi souvent pour conjurer un accès dans le cas de folie périodique par exemple.

On peut employer tous les purgatifs; mais chez le genre de malades auxquels nous avons affaire, qui souvent se refusent à prendre les médicaments, il faut avoir recours aux purgatifs agréables tels que la limonade de Rogé ou aux substances insipides comme le jalap, le calomel, la magnésie, qui peuvent être mêlées aux aliments, ou bien, commè pour les enfants, dissimuler ces substances dans des bonbons spécialement préparés.

Les lavements simples ou purgatifs trouvent aussi leur emploi utile dans le service.

Dans ma division spécialement consacrée aux femmes, j'ai souvent occasion d'employer l'aloès qui, en congestionnant la muqueuse rectale, les vaisseaux du bassin et des organes qu'il renferme, favorise singulièrement la menstruation, cette fonction importante chez les femmes et dont les troubles jouent un si grand rôle dans la genèse de leur folie.

2° *Révulsifs.* — L'emploi des révulsifs dans l'aliénation mentale est indiqué par la nature elle-même. Ainsi on a vu souvent des plaies, des anthrax, des abcès, des érysipèles, survenus spontanément chez des aliénés, déterminer chez eux une amélioration inespérée, quelquefois la guérison même. De là, à provoquer artificiellement une irritation, une inflammation, une suppuration révulsive, il n'y avait qu'un pas à faire, et ainsi sont venues les applications de vésicatoires, de sétons, de moxas, etc., à la nuque ou même sur le sommet de la tête, les frictions avec la pommade stibiée sur le cuir chevelu préalablement rasé, etc. Beaucoup de médecins aliénistes ont employé ces divers modes de révulsion, plusieurs l'assurent, avec succès.

Pour ma part, je me suis plusieurs fois bien trouvé du vésicatoire et surtout du seton à la nuque, mais je dois dire qu'en général, les révulsifs ne conviennent pas du tout au début et dans la période aiguë de la folie.

C'est principalement dans les délires déjà un peu anciens, qui tendent à s'immobiliser ou à passer à l'état chronique, qui sont accompagnés d'inertie, de stupeur plus ou moins profonde, que la méthode révulsive est surtout indiquée et suivie de résultats satisfaisants.

Dans une sphère d'action moins élevée, les sinapismes (papier Rigollot) aux membres inférieurs, les pédiluves sinapisés rendent aussi de grands services dans les congestions peu intenses, passagères de l'encéphale. Sous ce rapport les ventouses sèches appliquées aux membres inférieurs, à la poitrine, dans le dos, m'ont souvent été utiles aussi.

3° *Narcotiques-antispasmodiques.* — Tous les narcotiques ont été plus ou moins employés dans le traitement de la folie, la belladone, le datura-stramonium, la mandragore, la jusquiame, etc. Mais c'est surtout à l'opium et à ses alcaloïdes que les praticiens ont recours de préférence. Pour ma part, je l'ai souvent employé et je l'emploie souvent encore. J'ai eu maintes fois à me louer des heureux effets que j'ai obtenus chez mes aliénées avec ce précieux médicament. Il y a deux modes différents de l'administrer, à doses modérées ou à hautes doses.

La première manière de doser l'opium convient surtout aux sujets affaiblis, impressionnables, d'une grande mobilité nerveuse, qui ne dorment pas ou dorment mal, chez qui des causes diverses ont amené peu à peu l'épuisement du système nerveux. 5 à 15 centigrammes d'extrait thébaïque administrés en une fois ou mieux par deux fractions dans les 24 heures amènent le sommeil, aident à tonifier le système nerveux tout en diminuant sa sensibilité, à ranimer la circulation et contribuent quelquefois même à relever l'appétit.

A doses élevées, j'ai surtout employé l'opium pour calmer des agitations extrêmes que rien n'avait pu faire cesser et dans bon nombre de cas j'ai obtenu une sédation salutaire et sans que les malades éprouvassent aucun accident, aucun inconvénient même, des doses très-élevées parfois du médicament employé.

En commençant d'abord par 0,05 centigrammes, j'ai élevé graduellement la dose jusqu'à 0,50, 0,60 0,70, 0,90, 1 gramme et même 1 gr. 50 d'extrait thébaïque par jour, à certaines maniaques dont l'agitation avait été réfractaire à toute espèce de moyen. Je n'ai jamais dépassé cette dose que je sais avoir été franchie par d'autres praticiens, le docteur Michéa entre autres, qui a employé avec beaucoup de hardiesse la médication stupéfiante dans le traitement de la folie.

Je dois ajouter que si dans certains cas j'ai pu élever ainsi progressivement les doses d'opium sans inconvénient, dans d'autres j'ai dû y renoncer, parce que les malades ne voulaient plus prendre le médicament, ou bien qu'il survenait chez elles des vomissements, de l'inappétence, etc.

L'usage de la valériane, de l'éther et du camphre, etc., dans le traitement des névroses et de l'aliénation mentale en particulier est devenu vulgaire. Cependant ces antispasmodiques sont loin d'être aussi efficaces qu'on pourrait le croire, et, sauf quelques indications spéciales, leur action est trop fugace pour constituer une méthode de traitement.

Au point de vue du diagnostic et aussi comme moyen perturbateur, dans le cas de stupeur hystérique par exemple, l'éther en inhalations poussées jusqu'à la période d'excitation m'a plusieurs fois été d'une utilité incontestable. Sous leur influence excitatrice la nature du délire jusqu'alors larvée se montrait d'une façon manifeste, ou bien les malades étaient tirées de leur apathie torpide souvent pour n'y plus retomber.

4° *Toniques et ferrugineux.* — Dans le traitement de la folie, on a souvent occasion de recourir à ces précieux agents de la matière médicale. Pour ma part, j'en ai fait largement usage. Et c'est concurremment avec leur emploi que les applications diverses de l'hydrothérapie rendent des services incontestables, et amènent la guérison d'un grand nombre d'aliénés, surtout si l'on peut leur associer une nourriture substantielle et réparatrice.

Dans mon service uniquement réservé au sexe féminin chez lequel, en tout état de cause, la chlorose, l'anémie, les troubles circulatoires de toute nature et les cachexies qui en résultent sont choses si communes, j'ai amplement occasion d'administrer les toniques de toute nature, quinquina, préparations ferrugineuses, iodées, etc.

Grâce à cette médication, dans les conditions et chez le genre de malades que j'ai indiqués, j'ai vu souvent l'embonpoint et les forces physiques revenir et avec elles une amélioration sensible de l'état intellectuel, parfois la guérison elle-même. Heureux résultats qui venaient pour ainsi dire démontrer la vérité de cet axiome des anciens : *Sanguis moderator nervorum.*

5° *Emissions sanguines.* — *Sanguis moderator nervorum!* disais-je tout à l'heure. Si la plupart des médecins ordinaires étaient bien pénétrés de la vérité de cet aphorisme, combien de malades dont le délire calmé au début par des bains, l'hydrothérapie, des toniques, des narcotiques, etc., utilement et sagement administrés, n'auraient peut-être pas été amenées dans nos asiles à la suite des saignées répétées qui, loin de modérer leur trouble mental, ne font que l'exaspérer encore et parfois même déterminer une chronicité hâtive et finalement l'incurabilité. Reconnaissons cependant qu'on est bien revenu des théories du célèbre Broussais, et que depuis quelques années, dans les villes surtout, la plupart des médecins sont plus réservés sur l'emploi des émissions sanguines générales surtout.

Presque à coup sûr, la saignée exalte le maniaque et déprime encore le lypémaniaque : aussi sans la proscrire d'une manière absolue, je ne l'emploie pour ma part que dans des cas tout à fait indiqués et exceptionnels où l'état pléthorique est bien franchement et nettement déterminé, par exemple, dans les congestions cérébrales qui se développent dans le cours de la paralysie générale et qui parfois nécessitent de larges pertes de sang.

Je suis bien moins sévère à l'endroit des émissions sanguines locales, les sangsues, les ventouses scarifiées. Quand on en use avec réserve, elles rendent de grands services dans certains états congestifs des maniaques, des mélancoliques, des épileptiques et aussi des paralysées générales. Dans les troubles de la menstruation, la dysménorrhée, l'aménorrhée, quelques sangsues appliquées au haut des cuisses suffisent souvent pour ramener la régularité de la fonction menstruelle, surtout concurremment avec un régime approprié.

6° *Médicaments divers.* — Sous cette rubrique, Monsieur le Préfet, j'ai réuni plusieurs médicaments, les uns nouveaux, les autres d'un usage récent encore dans la thérapeutique mentale. Ce sont : *le sulfate de quinine, la digitale, l'alcool, le collodion, l'acide phénique, le bromure de potassium* et *l'hydrate de chloral.*

Quelques-uns de ces agents ont déjà pris droit de cité dans la matière médicale des maladies mentales; un autre, l'hydrate de chloral, a été encore à peine employé, mais est peut-être aussi appelé à rendre des services réels dans certaines indications déterminées.

A. *Sulfate de quinine.* — Ce médicament a été vanté et usité comme hyposthénisant dans certains cas d'excitation très-prononcée. A haute dose, il a un effet ralentissant très-marqué sur la circulation. Cependant, je me suis abstenu le plus souvent de l'employer dans ce but à cause des accidents cérébraux qu'il peut déterminer en tout état de cause, et chez les aliénés principalement.

Mais comme antipériodique, c'est-à-dire à doses réfractées, il n'a plus les mêmes inconvénients et j'ai pu parfois me convaincre de son efficacité pour combattre des paroxysmes d'excitation périodique revenant dans le cours de la folie et ayant quelques analogies avec les périodes de la fièvre intermittente. Administré à la dose de 1 gramme, associé à l'opium, il a réussi à détruire les phénomènes parfois si tenaces de la périodicité.

B. *Digitale.* — L'action spéciale bien connue de la digitale sur la circulation devait nécessairement la désigner comme un des médicaments propres à calmer l'agitation des aliénés. Quelques médecins, Cox entre autres, l'ont même vantée, avec exagération sans doute, comme un des meilleurs remèdes contre la folie. Sans lui accorder une vertu aussi souveraine, je puis dire que la digitale m'a parfois été utile, lorsque, par exemple, par une raison quelconque je ne pouvais me servir de l'opium. Dans ces cas, la teinture alcoolique de digitale à la dose de 0,50 centigr., 1 gr., 1 gr. 50 et plus même dans une potion a réussi à calmer des excitations assez prononcées.

Depuis le mémoire très-intéressant sur l'association de la digitale à l'opium publié dans les *Annales médico-psychologiques*, en 1868, par le savant médecin directeur de l'asile de Quatre-Mares, le docteur Dumesnil, en collaboration avec M. Laillier, pharmacien en chef du même établissement, j'ai, plusieurs fois avec succès, employé ces deux médicaments réunis.

C. *Alcool*, *collodion*, *acide phénique.* — Ces trois agents me rendent chaque jour les plus grands services pour le pansement et la cicatrisation, plus rapide que par les autres topiques, des plaies, des anthrax, des escharres qui surviennent si fréquemment chez la population cachectique et paralysée de mon service. Comme désinfectant des matières fécales dans la dyssenterie, par exemple, de l'air des salles d'infirmerie, l'acide phénique est un agent des plus précieux et dont j'use largement.

D. *Bromure de potassium.* — Depuis 7 à 8 ans ce médicament a conquis une vogue devenue même populaire dans le traitement des maladies nerveuses et principalement de l'épilepsie dont il est devenu pour ainsi dire le spécifique.

Dès la fin de 1863, j'ai été à même d'employer avec succès, pour la première fois, ce précieux agent de la matière médicale. Grâce à lui, j'ai pu guérir une jeune fille de onze ans épileptique depuis plusieurs années et dont la maladie avait résisté jusque-là à toute espèce de traitement.

Soumise pendant 6 à 8 mois à l'usage du bromure de potassium aux doses successives de 1 gr., 1 gr. 50, 2 gr. et ainsi de suite jusqu'à 6 grammes continués pendant un certain temps, elle a vu ses accès disparaître complétement pendant plus de deux ans, époque à laquelle elle a succombé à une pneumonie.

Depuis lors, j'ai fait maintes fois usage du bromure de potassium, tant dans les différents asiles où j'ai été placé que chez des malades du dehors. Je l'ai employé dans l'épilepsie, l'hystéro-épilepsie, l'hystérie, l'hypochondrie, l'excitation maniaque, dans les douleurs violentes accompagnant les affections organiques, dans la migraine, etc. Et je dois vous dire que, le plus souvent, je n'ai eu qu'à me louer des effets de cet agent thérapeutique.

Je n'ai pas l'intention, et ce n'est pas, du reste, ici la place, de faire l'historique du bromure de potassium, de décrire ses effets physiologiques et thérapeutiques, etc. Je me contenterai seulement de résumer l'usage que j'en ai fait et les résultats que j'en ai obtenus.

Depuis 1863, j'ai administré le bromure de potassium à une soixantaine de personnes environ, dont quarante épileptiques. Les autres sujets étaient, ainsi que je l'ai déjà dit, des hystériques, des hypocondriaques, des maniaques, etc.

Parmi les malades épileptiques, j'ai obtenu deux succès complets, l'un chez la jeune malade dont j'ai parlé plus haut, — la seule que j'aie eu à traiter en dehors des asiles, et c'est surtout dans la clientèle civile que les succès ont lieu, — l'autre chez une jeune épileptique de l'asile de Bailleul (Nord).

Chez trois autres, sans obtenir la cessation complète des accès, je suis arrivé à ce résultat : que l'une d'elles, qui était épileptique depuis six années, qui présentait, lorsqu'elle a commencé à suivre le traitement, jusqu'à 8, 10, 12 et même plus d'accès, le jour et la nuit, a été près de *dix-huit mois* sans en avoir un seul ! Au bout de ce laps de temps, comme j'avais insensiblement diminué les doses du bromure jusqu'à 0,50 centigrammes (elle en avait pris jusqu'à 8 grammes par jour), la jeune malade a été de nouveau reprise d'accès, qui ont bientôt cédé, du reste, à l'augmentation des doses bromurées ; elle en prend maintenant 3 grammes par jour.

Chez les deux autres malades, l'éloignement considérable des accès, et surtout la disparition des accidents maniaques qui les compliquaient, a permis à leurs familles de les reprendre, et, depuis plus d'un an qu'elles y sont rentrées, l'amélioration s'est maintenue, grâce, bien entendu, à la continuation du médicament.

Deux autres sont encore à l'asile. L'une d'elles, qui avait, depuis sa naissance presque, des accès fréquents, violents, suivis d'une hébétude, d'une prostration, d'une inertie extrêmes, pendant lesquelles elle était gâteuse et désordonnée, a vu ses accès diminuer de fréquence et d'intensité, et surtout disparaître le cortége de phénomènes de stupeur qui les suivait. Maintenant, quand elle a une crise, si l'on n'en était pas prévenu, on ne s'en douterait pas. Elle a pris, par doses successives, jusqu'à 8 grammes de bromure : elle n'en a plus maintenant que 4 grammes.

L'autre, une femme mariée, qui avait à chaque époque menstruelle 2, 3, 4 et jusqu'à six accès violents, suivis d'une agitation extraordinaire, qui en faisaient la terreur du quartier pendant trois ou quatre jours, n'a plus maintenant qu'un accès, deux au plus, et l'excitation maniaque si intense qui les suivait a totalement disparu. Cette femme a pris jusqu'à 9 grammes 50 centigr. de bromure. Elle en continue l'usage, mais seulement à la dose de 3 grammes.

Chez une dizaine d'autres épileptiques environ, j'ai obtenu aussi des améliorations notables, mais pas aussi complètes ni aussi satisfaisantes. Il ne faut pas oublier que, dans nos établissements, les épileptiques qu'on nous amène ont déjà eu un nombre très-considérable d'accès ; elles sont malades depuis des années, ont essayé tous les traitements, comptent des aliénés dans leur famille, et finalement sont immodifiables et incurables. Le plus généralement, cependant, dans la dizaine de cas dont je parle, nous avons réussi à atténuer considérablement les phénomènes concomitants des accès d'épilepsie.

Chez la plupart des autres cas de mal caduc, les résultats ont été nuls ou à peu près, surtout chez les épileptiques qui ont des antécédents héréditaires, et nous avons dès lors renoncé à continuer l'usage d'un médicament qui, par son prix assez élevé, a un retentissement marqué sur le budget de la pharmacie de l'établissement.

A Maréville, le bromure de potassium m'a réussi complétement chez une jeune hystéro-épileptique de 17 ans qui, après six à sept mois de traitement, est sortie guérie en 1866 ; la guérison s'est maintenue et, deux ans après, nous apprenions le mariage de la jeune personne.

Dans l'hystérie, le sel bromuré m'a rendu plusieurs fois aussi des services réels. Et je lui dois certainement la guérison d'une jeune fille de Lille, âgée alors de 14 ans, et que j'ai traitée en 1864 pour une hystérie bien caractérisée, avec phénomènes hallucinatoires, dégoût des aliments, horreur de la société, etc. Le bromure de potassium, poussé jusqu'à la dose de 10 grammes par jour et continué à cette dose pendant deux mois environ, a d'abord ramené et exagéré même l'appétit (phénomène que je lui ai vu souvent produire), procuré le sommeil et finalement dissipé tous les phénomènes névropathiques. Six à sept mois après avoir commencé le traitement, la jeune fille, qu'on avait dû retirer de pension, y retournait, retrouvait toutes ses aptitudes anciennes et en somme une guérison complète, qui ne s'est pas démentie jusque-là.

Chez un jeune hypochondriaque névropathique, bizarre, toujours inquiet et tourmenté de tout, fatigant par ses plaintes incessantes, ses demandes non interrompues de conseils, qui avait perdu l'appétit, le sommeil, était dégoûté de la vie et avait peur de mourir, etc., l'usage du bromure, continué assez longtemps, sept à huit mois, aux doses successivement progressives de 2, 4, 6 et 8 grammes par jour, a puissamment aidé à la guérison, que l'hydrothérapie et un bon régime ont complétée.

Dans la migraine, j'ai vu une fois surtout l'influence manifestement bienfaisante du médicament dont nous parlons. C'était chez une religieuse de l'asile de Bailleul, sujette à des migraines atroces, avec phénomènes congestifs à la tête, éblouissements, tintements, vomissements, etc. Après avoir essayé de bien des choses sans succès, j'eus recours au bromure de potassium, dont les doses n'ont jamais dépassé 4 grammes par jour, et avec un succès incontestable. Aussi la sœur, qui maintenant est moins sujette à ses maux de tête, use-t-elle encore du médicament que je lui ai conseillé quand elle en est reprise.

Dans un cas de douleurs, parfois intolérables, suite d'une affection de la colonne vertébrale chez feu la sainte et regrettée supérieure de notre asile, dont j'aurai occasion de parler tout à l'heure à propos du chloral, le bromure de potassium m'a momentanément été utile en calmant souvent les douleurs, alors que je ne pouvais pas employer l'opium et que je n'avais pas encore le chloral. J'ai elevé, dans cette circonstance, les doses jusqu'à 6, 8 et 10 grammes par jour.

J'ai enfin employé le bromure de potassium chez plusieurs maniaques pour tâcher de calmer les paroxysmes d'agitation quelquefois si intenses et si continus qu'ils présentent, et jusqu'ici je ne dirai pas sans résultat, mais sans succès bien marqué. L'effet obtenu a été surtout de ramener plus ou moins le sommeil et de stimuler l'appétit.

C'est chez cette catégorie de malades que je me suis élevé aux plus fortes doses dans l'administration du médicament : ainsi, j'ai été jusqu'à 14 grammes par jour, en commençant d'emblée par 4 grammes et en augmentant successivement les doses, tous les six à huit jours, de 2 grammes par jour.

Chez les autres sujets, j'ai rarement dépassé la dose de 10 grammmes, 8 grammes généralement, et quelquefois je n'ai pas été au delà de 4 grammes.

Les élévations de dose se faisaient généralement, suivant les indications, par graduation de 0,50 centigrammes ou de 1 gramme tous les huit ou quinze jours ou après la reproduction de nouveaux accès.

J'ai toujours eu grand soin d'avoir, autant que possible, le médicament dans le plus grand état de pureté désirable et bien exempt d'iodure. Aussi, j'avoue que jusqu'ici je n'ai pas rencontré les accidents de *bromisme*, signalés par quelques auteurs. Tout au plus ai-je constaté plusieurs fois l'*acné bromique*. Quant aux maux de gorge, aux céphalées, aux accidents gastriques, etc., je suis encore à les voir. J'ai toujours administré le médicament en une fois, ou deux si la dose est un peu élevée, immédiatement avant le repas, dans un peu d'eau sucrée ou édulcorée avec du sirop de fleur d'oranger, en prenant le soin que la potion *quotidienne* fût préparée chaque jour. Et je commençais le plus souvent l'administration du médicament par la dose de 1 gramme 50 c.

Quand je croyais devoir en cesser l'usage, — en cas de guérison ou d'amélioration suffisante, — j'ai toujours eu la précaution de diminuer graduellement les doses. J'ai pu me convaincre, en effet, que la suppression brusque du médicament, sans cet abaissement graduel, suffit pour ramener promptement, et avec une certaine intensité, les accès primitifs.

Nous en avons eu deux fois la preuve forcée à l'asile, par suite du manque complet, à deux reprises différentes, du sel bromuré pendant la guerre. Nous avons pu voir alors les accidents reparaître, souvent très-rapidement. Mais, d'un autre côté, cette supression forcée a été pour nous un *criterium* précieux de l'influence incontestablement bienfaisante du médicament sur la maladie, — je parle surtout de l'épilepsie, — car, quelque temps après qu'on avait repris l'usage du remède, les bons effets qu'il avait produits primitivement ne tardaient pas à renaître sous son influence.

Avant le bromure de potassium, j'avais successivement employé tous les médicaments nombreux qui ont été préconisés contre le mal caduc: oxyde de zinc, belladone, atropine, jusquiame, valériane, valérianates, indigo, sulfate de cuivre, etc., etc., mais jamais avec les succès, ni même avec les améliorations relatives qu'a donnés le bromure de potassium.

Tout n'est pas dit, du reste encore, sur le rôle et sur les effets de ce précieux agent thérapeutique, malgré les beaux travaux de MM. Gubler, Voisin, Legrand, du Saulle, J. Falret, et, pour ma part, je continue à en faire l'objet d'une étude spéciale.

E. *Chloral* (*hydrate de*). — Pas plus que pour le bromure de potassium, je n'ai l'intention de me livrer dans ce rapport à des études sur la nature, les effets physiologiques et thérapeutiques du chloral.

Je dirai seulement que, découvert par Liebig en 1832, vraiment étudié par Dumas en 1834 (c'est le résultat de l'action du gaz chloreux anhydre sur l'alcool éthylique), il a été récemment introduit dans la thérapeutique par Liebig, et depuis il a été l'objet de recherches très-importantes de la part d'un grand nombre de médecins français et étrangers.

En 1870, le chloral était la grande nouveauté thérapeutique. C'est cette année-là même que j'ai eu occasion d'employer le premier, à Nancy et à l'asile de Maréville, ce nouveau produit de la chimie médicale.

Ce fut chez la pauvre sœur supérieure de l'asile, alors malade depuis plus de dix mois d'une affection des os de la colonne vertébrale, qui lui causait parfois des douleurs atroces dans le dos, douleurs qui lui arrachaient souvent des gémissements, des cris même malgré son énergique courage et son angélique résignation.

L'opium, ses alcaloïdes, le bromure de potassium avaient successivement été employés — souvent avec succès — pour calmer ces souffrances intolérables par leur acuité et quelquefois leur persistance pendant plusieurs heures.

Un soir, le 25 mars 1870, on vint me chercher à onze heures. Les douleurs étaient telles depuis plusieurs heures déjà que la pauvre chère malade poussait non pas des cris, mais de véritables hurlements qui s'entendaient par toute la maison. Elle affirmait que sa dernière heure était arrivée, et demandait qu'on la laissât se traîner à la chapelle pour aller y mourir.

J'avoue que de ma vie et dans toute ma pratique médicale, je ne me rappelle pas avoir vu de douleurs pareilles, se traduisant par des phénomènes extérieurs aussi effrayants, aussi inquiétants surtout chez un sujet déjà si épuisé. Que faire, hélas ! j'avais déjà tant essayé de choses ! Je me résignai à tenter un vésicatoire extemporané avec l'ammoniaque, *loco dolenti*, pour faire absorber un peu de morphine. En allant à la pharmacie chercher ce qu'il me fallait, j'exprimai mes regrets de ne pas avoir de chloral, dont on vantait déjà les effets dans le tétanos. « Il y en a à la pharmacie, » me dit l'élève chargé du service. J'en fis aussitôt dissoudre 3 grammes dans 60 grammes d'eau, et j'accourus pour l'administrer à la malheureuse qui ne cessait de pousser des cris navrants.

Une première cuillerée fut vomie presqu'aussitôt. En présence de la gravité de la situation qui me semblait devoir se terminer par la mort, si je ne parvenais à calmer promptement la douleur, je donnai le reste du médicament en une fois. Une partie en fut encore rejetée, et désespérant du succès, j'appliquai mon ammoniaque. La malade criait toujours : tout à coup, au bout de quelques minutes, avant que la vésification ne fût encore opérée et alors que l'irritation produite par l'ammoniaque exaspérait plutôt la douleur, la malade se tut ; je la regardai précipitamment, je crus qu'elle avait cessé de vivre : elle souriait et quelques instants après elle se mit à subdélirer comme dans l'ivresse produite par le chloroforme. Puis elle s'endormit d'un sommeil profond, régulier, paisible, qui se prolongea jusque vers six heures du matin, et qui aurait probablement duré plus longtemps encore, si les sœurs, effrayées de la voir dormir si longtemps, ne l'avaient éveillée.

A son réveil, elle n'était ni engourdie, ni fatiguée, ni accablée. Seulement, hélas ! les douleurs reparurent dans la journée, moins violentes cependant, et le sulfate de morphine, que je lui administrais depuis un certain temps déjà, en eut plus facilement raison.

Pour abréger, je dirai que, pendant un mois, à partir de

ce jour, la sœur prit chaque soir 2 grammes de chloral en deux cuillerées à 1/4 d'heure d'intervalle ; il y eut rarement besoin de recourir à trois. En général, cinq ou six minutes après la deuxième cuillerée elle s'endormait d'un sommeil paisible, mais assez profond pour que l'on pût causer auprès de son lit, marcher dans la chambre, ouvrir les portes sans la réveiller. Elle dormait ainsi chaque nuit de quatre à six heures. Pendant le jour elle continuait ce qu'elle appelait sa *petite potion* de sulfate de morphine.

Au bout de ce mois une amélioration sensible, mais qui n'était, hélas ! qu'une rémission, et dont le chloral peut bien revendiquer sa part, se manifesta pendant six semaines environ, de façon à faire espérer à la malade et à son entourage une guérison qui n'était malheureusement pas possible. Le chloral fut cessé, et dans la suite lorsque les accidents reparurent, quoiqu'avec beaucoup d'intensité, je ne pus parvenir à le faire accepter de nouveau à la malade.

Encouragé par ce premier succès, l'idée me vint tout naturellement d'essayer le nouveau médicament chez nos malades agitées, et je n'avais que l'embarras du choix.

Dès le 20 avril, je commençai l'administration du chloral. Comme je ne veux pas allonger inutilement ce rapport déjà bien étendu, je ne rapporterai pas ici tout au long les observations des malades à qui j'ai administré l'hydrate de chloral. Je réserve ces détails, ainsi que les résultats de quelques expériences faites sur des animaux, pour un travail spécial que je me propose de publier plus tard, quand j'aurai continué et complété mes expériences.

Je vais, comme pour le bromure de potassium, résumer les résultats obtenus.

J'ai d'abord pris les plus grandes précautions dans l'administration de ce médicament nouveau, dont les effets étaient peu connus encore, contre lequel plusieurs médecins étaient déjà en défiance. J'en ai d'abord surveillé moi-même l'application, puis quand son innocuité m'a été démontrée, j'en ai chargé mes internes, et enfin, il a été donné par les sœurs de chaque quartier comme les potions ordinaires.

La première malade qui a pris du chloral était une jeune femme atteinte de manie aiguë avec agitation extrême surtout la nuit. Trois grammes ont été administrés d'abord, pas toujours très-facilement, la malade opposant unegrande résistance, et plusieurs fois il a fallu lui donner la dose par le nez, ce qui, du reste, n'a produit aucun accident. Je l'ai ensuite employé chez 22 autres aliénées atteintes de formes de folie diverses, mais présentant toute une excitation maniaque très-prononcée, jour et nuit ou seulement la nuit, malades chez la plupart desquelles la camisole et autres moyens de coercition étaient souvent absolument nécessaires pour les empêcher de se lever, de déchirer, d'aller frapper les autres, briser les meubles ou les vitres des dortoirs, etc. La dose moyenne employée a été de 3 grammes, quelquefois seulement 1 gramme, souvent 2 grammes, rarement 4 grammes. L'usage prolongé a souvent obligé d'augmenter les doses. Ainsi, après avoir commencé par 1 gramme, 2 grammes, on a dû monter à 2, 3 et 4 grammes.

D'une façon générale, le sommeil s'est produit entre un quart d'heure et une demi-heure après l'administration du chloral. Le plus souvent il s'est prolongé jusqu'au moment du réveil de la maison, vers cinq heures et demie — depuis neuf heures du soir au plus tard. Quand le sommeil se faisait attendre davantage, qu'il était de plus courte durée, moins profond, surtout chez les malades déjà habituées au chloral, c'était une indication de tolérance, d'assuétude et de la nécessité d'augmenter la dose.

La durée de l'administration du médicament a varié chez

les 23 malades suivant la durée même de l'agitation, — ainsi plusieurs aliénées n'ont pris du chloral que pendant quelques nuits, d'autres pendant plusieurs semaines, plusieurs enfin, depuis le 25 avril jusqu'au 4 septembre.

Je puis affirmer que, quelles qu'aient été les doses et la durée du traitement, aucun accident de quelque nature que ce soit ne s'est manifesté.

Il est très-rare que le chloral ait laissé au réveil de l'engourdissement, de l'hébétude, de la somnolence, de la céphalée, comme cela arrive fréquemment avec l'opium à doses assez élevées. Il n'a jamais non plus, contrairement aux opiacés, produit de troubles des fonctions digestives. Une malade à peu près guérie qui en a pris volontairement et par comparaison avec l'opium le préférait beaucoup à ce dernier comme somnifère.

Mais avec ces avantages incontestables sur le narcotique par excellence, le chloral a pour lui le désavantage, il faut bien le dire, de ne modifier en quoi que ce soit la marche de la maladie mentale : du moins mes expériences jusqu'ici ne m'ont rien appris de semblable. Il calme bien les malades toute la nuit, mais le lendemain au réveil, elles redeviennent tout aussi agitées, troublées et hallucinées.

Je dois ajouter encore à l'avoir du chloral que grâce à lui, au bienfaisant sommeil qu'il procure, on a pu laisser de côté complétement pour la nuit la camisole de force et les autres moyens de contention qu'il était souvent tout à fait indispensable d'employer avec ces pauvres malades, que l'absence de *cellules* à Maréville nous oblige de faire coucher dans des dortoirs communs.

Joignons à cela le calme et le sommeil rendus aux autres aliénées, voisines infortunées de ces furies qui souvent ne les laissaient pas par leurs cris, leurs vociférations dormir une minute la nuit. Par contre, aussi, infiniment moins de draps, de couvertures, de vêtements déchirés, de meubles brisés, de vitres cassées, etc., économie qui a bien sa valeur au bout de l'année, et qui doit pour une bonne part entrer en ligue de compte avec le prix assez élevé du chloral.

Comme pour le bromure de potassium, une épreuve forcée nous a été imposée, qui nous a bien permis de constater les effets réels et salutaires du chloral. Le 4 septembre, il a manqué à Nancy, et depuis lors l'usage en a été abandonné à l'asile (1) à mon grand regret, mais pas pour toujours, je l'espère, et je compte bien, dès que la chose sera possible, en reprendre l'emploi et continuer mes expériences à son sujet. Son absence a trop fait voir à quel point il peut être considéré comme calmant, et quelle valeur il a dans le traitement des *agités* d'un asile pour eux-mêmes et pour le repos général.

Le mode d'administration de ce médicament assez désagréable à prendre a bien son importance. Je ne l'ai jamais employé par la méthode hypodermique ni en lavement, mais toujours par la bouche. Après l'avoir donné dans de l'eau pure ou édulcorée avec différents sirops, nous nous sommes arrêtés à l'infusion légère de café (20 grammes d'infusion par gramme de chloral). La dose à administrer, 1, 2, 3, 4 grammes, l'a toujours été en une fois, en deux au plus. J'ai remarqué que l'effet est d'autant plus certain, plus prompt et plus durable que la dose a été donnée à la fois.

J'ai aussi essayé avec la sœur Adélaïde du chloral renfermé dans des capsules, mais elle préférait la solution, et pour nos autres malades, cette préparation augmentait singulièrement le prix du médicament.

(1) Pendant que j'employais le chloral chez les femmes, mon honorable collègue et ami le docteur Broc alors médecin de la division des hommes en faisait aussi usage dans son service et à peu de chose près avec les mêmes résultats.

MÉDICATION MÉCANIQUE.

Sous ce titre, je veux vous faire connaître, Monsieur le Préfet, quelques moyens de traitement qui répondent à certaines indications spéciales, et qui tout en faisant partie du traitement physique appartiennent également par une partie de leur sphère d'action au traitement moral. Leur étude est une transition toute naturelle d'un mode thérapeutique à l'autre.

Je vais donc successivement passer en revue avec vous les moyens de traitement particuliers réclamés par les malades qui refusent de manger, par celles qui ont des idées de suicide, celles qui salissent leur lit et leurs vêtements habituellement, et enfin celles qui présentent une agitation violente et persistante. Nous aurons à cet égard à nous occuper de la sonde œsophagienne, des lits de gâteuses, de la camisole de force, des cellules d'isolement et de l'électricité.

A. Alimentation forcée. — Chez certaines aliénées, surtout celles qui sont atteintes de la forme dépressive, lypémaniaque, mélancolique, on rencontre fréquemment un refus obstiné de prendre des aliments, refus motivé par plusieurs conceptions délirantes, ou par des hallucinations diverses, etc. Ainsi certaines malades ont l'idée que leurs aliments sont empoisonnés, qu'ils ont un goût, une odeur particulière, infecte, que c'est de la chair, du sang humain, etc., ou bien elles s'imaginent que leur estomac est bouché, qu'il ne peut rien y entrer, qu'elles ne peuvent rien digérer, ou bien encore qu'étant tout à fait ruinées, elles ne peuvent pas payer leur nourriture ni leur pension ; d'autres par une exaltation religieuse morbide veulent s'imposer les jeûnes les plus rigoureux, d'autres enfin sont poussées à cette abstinence forcée par des idées de suicide.

Bref, on se trouve assez fréquemment en présence d'individus qu'il faut absolument sustenter malgré eux, si l'on ne veut les voir périr d'inanition.

J'admets, bien entendu, que tous les moyens persuasifs, moraux et convaincants possibles ont été mis en usage, mais après une temporisation suffisante, il faut se décider. La vie même de la malade est en danger, il faut agir.

Deux moyens principaux sont en usage pour opérer l'alimentation forcée. Le premier consiste à introduire les aliments par la bouche, en écartant de force les arcades dentaires. Le second va porter jusque dans l'estomac les matières alimentaires.

Tous les deux, du reste, exigent l'emploi de la force et le secours de plusieurs aides. Car on ne saurait se faire une idée de la résistance, non-seulement obstinée, mais énergique, vigoureuse, opposée par les aliénés qui ne veulent pas manger.

Plusieurs procédés ont été mis en usage pour introduire les aliments par la bouche, grâce à l'écartement forcé des maxillaires.

On s'est servi successivement de deux cuillers en métal solide et à extrémité mousse et bien arrondie. On a inventé divers leviers, des pinces articulees, des coins de bois, de liége, d'ivoire, pour maintenir les arcades dentaires ouvertes et faciliter ainsi l'introduction des aliments, soit à l'aide d'une cuiller, soit, mieux encore, avec un biberon à bec allongé. Enfin, MM. les docteurs Belhomme et Billod ont inventé chacun un appareil qui porte leur nom.

Celui de M. Billod, connu vulgairement sous le nom de *bouche d'argent*, est très-ingénieux. C'est une sorte de *speculum oris*, muni en arrière d'une gouttière métallique qui déprime la langue, et portant en avant une soupape qui s'ouvre de dehors en dedans et empêche ainsi les aliments, une fois introduits avec une cuiller, d'être rejetés.

Je n'insiste pas plus longtemps sur ces divers modes, parce que, le plus souvent à cause de la résistance inouïe et persistante des malades, ces moyens ne peuvent être employés : ils demandent un temps trop long pour alimenter suffisamment le sujet, et il faut alors recourir à la sonde œsophagienne.

Pinel avait déjà employé la sonde, mais c'est Esquirol qui en a généralisé l'emploi, et les règles qu'il a données pour son application sont encore celles que l'on suit aujourd'hui.

C'est une sonde en gomme élastique, de 5 millimètres de diamètre environ, dont l'extrémité supérieure est évasée en entonnoir, l'inférieure arrondie et percée latéralement de plusieurs trous.

Un mandrin en fil de fer ou en baleine est souvent nécessaire pour faciliter l'introduction de la sonde, que, le plus souvent, on introduit seule et le plus ordinairement par les fosses nasales. Je dis le plus ordinairement, car souvent on y a recours quand il a été reconnu impossible d'écarter les arcades dentaires. Cependant, il est certaines malades chez lesquelles, en leur pinçant fortement le nez et en s'y prenant avec une certaine adresse, on arrive à pouvoir introduire la sonde par la bouche.

De plus, l'introduction de la sonde par les fosses nasales n'est pas sans difficultés parfois, par suite de l'étroitesse de l'ouverture des narines, la crainte de fracturer les cornets du nez, de provoquer une hémorrhagie, etc. — Puis, une fois arrivée au niveau de l'ouverture postérieure des fosses nasales, la sonde peut faire fausse route, par suite des mouvements désordonnés des malades, et aller perforer la muqueuse en s'engageant dans le tissu cellulaire. Aussi, l'introduction par la bouche serait préférable si elle était possible.

Je me rappelle, lorsque j'étais interne à l'asile de Saint-Yon à Rouen, en 1854, m'être servi, pour arriver à passer la sonde par la bouche, d'un instrument des plus simples et qui réussissait presque toujours quand on en avait l'habitude. Je ne puis mieux le comparer qu'à un mors de cheval, dont les deux extrémités feraient largement saillie hors de la bouche de chaque côté, de façon à pouvoir être fortement saisies par les deux mains. Le centre du mors était remplacé par une ouverture elliptique, dont le plus grand diamètre mesurait celui d'une pièce de cinq francs en argent. Les bords de cet arc elliptique étaient bien arrondis, bien mousses. Un aide tenant la tête du malade bien fixée contre sa poitrine, on cherchait à introduire un des bords de l'ellipse, placé à plat, entre les arcades dentaires. Dès que cette manœuvre avait réussi, un mouvement élévatoire un peu rapide suffisait, le plus souvent, pour introduire l'instrument de champ entre les deux maxillaires et à maintenir la bouche ouverte. Alors, il devenait facile, par l'ouverture elliptique, d'introduire la sonde œsophagienne.

Une fois qu'on s'est assuré ensuite que la sonde a bien été introduite dans l'œsophage, on y fait passer des aliments, liquides ou hachés, triturés le plus finement possible, soit avec un entonnoir placé sur l'extrémité libre de la sonde, soit à l'aide d'une seringue, ou mieux encore avec un irrigateur.

On peut aussi profiter du placement de la sonde pour injecter certains médicaments, dont l'usage est indiqué et qui, comme les aliments, sont refusés par les malades.

On ne saurait se dissimuler que ce mode d'alimentation est bien incomplet et ne suffit pas toujours pour soutenir les malades et les empêcher de succomber de faiblesse et d'inanition. Les aliments non mastiqués, non insalivés le plus souvent, se digèrent mal, la nutrition se fait incomplétement, etc. Il y a cependant des exemples d'individus qui ont pu être nourris pendant des mois, des années avec la sonde, et qui ont cependant conservé une certaine force, quelquefois toute leur vigueur. Mais, je le répète, c'est le plus souvent une alimentation tout-à-fait insuffisante. Je vous ferai voir tout-à-l'heure, à propos de l'électricité, que, grâce à l'usage de cet agent thérapeutique, je suis arrivé à restreindre considérablement, à bannir même presque complétement l'usage de la sonde dans mon service.

B. *Gâteuses.* — Je vous ai déjà parlé, Monsieur le Préfet, à propos de l'alcool et de l'acide phénique, des services que me rendaient ces deux médicaments pour les malades de la division qui, par suite de l'excrétion involontaire de l'urine et des matières fécales, voyaient se développer chez elles des excoriations et des escharres. Je vais vous parler surtout ici des moyens propres à empêcher le développement de ces plaies, quelquefois très-étendues, profondes, et qui souvent compromettent, à elles seules, la vie des malades.

Le meilleur moyen serait de diminuer le plus possible la population *gâteuse*, cette plaie des asiles. Mais, hélas ! à cet égard les moyens thérapeutiques manquent ou échouent complétement.

Le seul procédé vraiment pratique est de régulariser, pour ainsi dire, les excrétions naturelles chez les aliénés. L'expérience apprend que la défécation peut être amenée physiologiquement aux mêmes heures par la force de l'habitude, en ayant soin de mettre les aliénés sur la chaise percée à des heures déterminées dans le jour et de les faire relever une ou deux fois la nuit. On arrive à atténuer ainsi considérablement le nombre des gâteuses d'un établissement. C'est ce que je fais pratiquer dans ma division, aussi exactement et régulièrement que possible.

Maintenant, pour prévenir les excoriations, les escharres qui résultent du contact irritant de l'urine et des matières fécales, on a d'abord des soins de propreté extrêmes, on a recours à des lotions astringentes, et c'est là que l'alcool, le collodion, l'acide phénique nous sont très-utiles. Ces soins de propreté extrême doivent concerner non-seulement les malades elles-mêmes, mais s'étendre aussi à leurs objets de couchage et à leur lit, qui doit encore être confectionné d'une certaine façon.

A cet égard, beaucoup de procédés ont été mis en pratique. A Saint-Yon, à Rouen, j'ai vu employer le système le plus simple et le plus satisfaisant à mon avis. Dans un lit ayant la forme d'une boite, avec fond en tôle ou en zinc — ne touchant pas le sol, — légèrement concave, et où quatre rainures partant de chaque angle viennent aboutir au milieu à une ouverture destinée à laisser écouler les liquides dans un vase, glissant à coulisse sous le lit ; dans cette espèce de boîte, dis-je, on place de la zostère, recouverte d'un simple drap de lit, et c'est là-dessus, sur ce fond doux, moëlleux et souple, que repose la malade. Aussi ai-je vu des aliénées rester des années couchées sur ce lit, sans avoir jamais d'escharres. Dans certains asiles le lit est le même, mais la paille remplace — avec désavantage – la zostère.

En arrivant ici, j'ai trouvé les lits de gâteuses ainsi composés : une paillasse au fond du lit, percée d'un trou ovalaire destiné à laisser écouler les liquides dans un vase placé sous le lit ; au-dessus de cette paillasse trois petits matelas, l'un à la tête, l'autre aux pieds, le troisième au milieu ; les deux extrêmes rembourrés de laine à matelas, celui du milieu rempli de paille.

Aujourd'hui, le lit se compose de la paillasse percée dont j'ai parlé, et au-dessus d'un matelas ordinaire, perforé aussi à son centre à peu près d'une ouverture circulaire assez considérable et destinée à loger de la paille. Ce dernier lit est d'un usage pratique préférable au premier, mais je le trouve bien inférieur à celui de Saint-Yon.

C. *Agitées.* — En vous parlant du chloral, Monsieur le Préfet, je vous ai fait voir les services considérables que nous a rendus ce précieux médicament pour calmer un bon nombre d'agitées de la division, et en nous permettant ainsi de laisser de côté, au moins la nuit, les moyens de coercition nécessités par leur agitation extrême et leurs actes, compromettants le plus souvent, sinon même dangereux. Mais, outre que le chloral peut nous manquer, et nous ne le savons que trop depuis le 4 septembre ! nous ne pouvons toujours soumettre les aliénées à son influence, dans le jour, par exemple, et alors il est parfois nécessaire, indispensable même, de recourir à des moyens de contention qui puissent enlever à ces malades si désordonnées l'usage de leurs mains et de leurs pieds, dont elles se servent contre leur entourage, et parfois contre elles-mêmes.

Les différents moyens employés à cet égard à Maréville consistent dans la camisole, les entraves et le séjour forcé au lit.

La *camisole*, dont le nom seul indique suffisamment la forme, est faite en forte toile ; elle se lace par derrière et est munie de manches sans fin, qui peuvent être fixées autour du corps et attachées aussi par derrière, surtout si l'agitation est très-vive, autrement les manches peuvent être attachées plus lâchement en avant et même être laissées libres quelquefois. Les *entraves*, également en toile, ont la forme de jambières réunies entr'elles par un lien central et disposées de façon à embrasser sur une suffisante étendue la partie inférieure des jambes, de manière à permettre à la malade de marcher à petits pas.

Enfin, dans certains cas exceptionnels d'agitation extrême,

quand les malades se jettent à terre, chez certaines épileptiques par exemple, quand les malades sont épuisées par l'excitation, qu'elles se nourrissent mal, je me trouve bien pour elles du decubitus forcé au lit, mais jamais d'une façon continue bien entendu.

Tels sont les seuls moyens de coercition employés dans la division des femmes et dans la plupart des asiles français. C'est contre leur usage, l'abus surtout de leur emploi et leurs inconvénients, que se sont élevés les médecins anglais principalement, et que, mus par un sentiment exagéré du respect de la liberté humaine, ils ont totalement proscrit ces moyens coercitifs et érigé en doctrine le *no-restraint* auquel l'illustre Conolly a, pour ainsi dire, attaché son nom.

Disons en deux mots que le *no-restraint* a remplacé les camisoles, les entraves, etc., par les bras des infirmiers et par des cellules matelassées. C'est-à-dire qu'un personnel plus nombreux de gardiens est chargé de remplacer la contrainte mécanique employée chez nous, et que les cellules matelassées sont destinées à recevoir les malades dont ne peuvent venir à bout le zèle, l'adresse et la force des gardiens.

Quelle opinion adopter entre le système anglais le *no-restraint* et celui des moyens de contention mécanique, du *restraint*, puisque ces expressions sont passées dans le langage ? Rester dans un juste milieu.

Il est certain que, même depuis les réformes opérées par Pinel et Esquirol dans l'emploi des moyens de contrainte envers les insensés, on a longtemps encore abusé de leur emploi. Mais, depuis la reprise et l'exagération même de ces réformes par les médecins anglais, Conolly en tête, l'impulsion donnée s'est répandue dans toute l'Europe, et la question des moyens coercitifs, de leur modification, de leur diminution, de leur abolition, a fait l'objet de bien des travaux.

Le plus remarquable et le plus radical en ce genre est celui du célèbre médecin de Saint-Yon, le docteur Morel. A la suite d'un voyage entrepris en Angleterre en 1858, sous les auspices de la commission de surveillance de l'asile et pour aller étudier le système du *no-restraint*, le docteur Morel publia sur ce sujet une très-intéressante brochure, qui eut un grand retentissement, et où la question était traitée dans tout son ensemble. J'étais alors le médecin-adjoint du savant aliéniste. Entraîné, séduit par les récits si imagés, si convaincants de ce qu'il avait vu dans les asiles anglais, je m'unis à lui avec le plus grand zèle pour tâcher de diminuer, d'abolir même s'il était possible, le système du *restraint*, qui était alors très-florissant et largement développé à l'asile de Rouen.

Nous obtînmes des résultats vraiment surprenants et inespérés et qui rappelaient un peu ceux obtenus par le fameux Pinel. On put ôter sans inconvénient la camisole à des aliénées qui l'avaient en permanence depuis des années, une entre autres depuis plus de 20 ans !

Mais si alors j'ai acquis la conviction intime que le *no-restraint* pouvait être établi sur une large base, même en France, je pus déjà aussi me faire alors cette certitude qui n'a fait que se confirmer depuis dans mon esprit que ce traitement si séduisant en principe ne saurait pas être établi d'une façon systématique et absolue dans nos asiles. En Angleterre même du reste bien des objections ont été élevées contre l'application extrême, absolue du système.

Evidemment le *restraint* doit être appliqué avec la plus grande restriction, la plus extrême réserve, à la dernière extrémité. Mais il est incontestable qu'il est des cas donnés, qui se produisent partout, où le médecin ne doit pas être désarmé devant des malades dont l'agitation est irréductible, et qui par leurs actes aggressifs, dangereux et immaîtrisables deviennent un danger pour leurs compagnons d'infortune, le personnel de surveillance et parfois pour eux-mêmes. Dans ces cas, l'usage temporaire de la contrainte mécanique, de la camisole, est moins irritant pour l'aliéné qu'une lutte corps à corps qu'on est souvent obligé d'engager avec lui.

Et cette dernière considération a une valeur plus grande encore à propos de l'asile où j'exerce mes fonctions médicales, vu que je n'ai pas une seule cellule d'isolement. J'ai été un de ceux qui ont le plus applaudi à l'abolition du système cellulaire, mais il ne faut être extrême en rien et j'avoue que l'absence absolue de cellules dans un asile me paraît une lacune regrettable.

En effet, trois cellules par exemple dans ma division, ne devant être naturellement employées que temporairement dans des cas donnés, trois cellules, dis-je, dont une ou deux *matelassées* et pouvant à volonté être rendues obscures, rendraient de grands services. Elles empêcheraient souvent d'avoir recours au moyens de contention, elles permettraient de laisser pendant plusieurs heures une malade, qui a un besoin exagéré de mouvement, dépenser largement cette exubérance sans danger pour personne. D'autre part, souvent quelques heures, — deux, une, quelquefois moins — d'isolement dans la cellule matelassée, ainsi assourdie et pouvant aussi être rendue obscure, suffiraient pour calmer l'excitation de certaines autres malades. J'en ai pu étudier et constater maintes fois les bons effets quand j'étais à Rouen.

A Maréville, du reste, malgré cette absence regrettable de cellules d'isolement, le système contentif est appliqué avec une grande modération que je tâche de développer chaque jour davantage. Je prêche chaque jour sur tous les tons l'abstention des moyens coercitifs, je stimule à ce sujet par tous les moyens possibles la réserve de mon personnel; aussi sur une population de plus de 700 aliénées — de femmes, ne l'oublions pas, toujours plus excitées, plus difficiles que les hommes — où nous rencontrons, tant dans le quartier qui leur est affecté que disséminées dans les autres quartiers, plus de 70 aliénées agitées sans compter 68 épileptiques, dans ces conditions peu favorables au système du *no-restraint*, nous n'avons en moyenne que 6 à 8 camisoles dans le jour, et de 10 à 12 la nuit, appliquées toutes d'une façon transitoire, bien entendu.

D. *Electricité.* — En vous disant plus haut à propos de la médication mécanique que ses agents rentraient autant dans le traitement physique que dans le traitement moral, j'avais principalement en vue l'électricité que j'ai plutôt employée sous ce dernier point de vue.

Après avoir été comme beaucoup d'autres moyens empiriques largement employée et beaucoup vantée même, l'électricité avait été totalement rejetée du traitement de la folie. Depuis quelques années elle a été remise en usage, surtout depuis l'invention et les perfectionnements des appareils d'inductions à courants continus qui ont permis de régler, de doser pour ainsi dire le fluide électrique. Bon nombre de médecins d'asile ont fait usage de ce traitement, entre autres un de mes prédécesseurs à Maréville, le docteur Auzouy, qui assure même avoir obtenu des guérisons à la suite de son emploi.

Pour ce qui me regarde, je m'en sers depuis plusieurs années et sans vouloir prétendre qu'elle ait été entre mes mains un agent de guérison, j'affirme que c'est un excellent moyen pour réveiller la sensibilité générale engourdie chez beaucoup de malades, pour déterminer, chez les aliénés stupides et irréductibles par la persuasion et la contrainte, des actes volontaires comme de manger, de travailler, etc.

Dans les cas de ce genre où il serait dangereux, inhumain de laisser les malades plongés dans une apathie, une inertie torpide, qui énerve leurs forces, enracine leurs mauvaises habitudes et les hébète au point qu'ils se souillent de leurs excréments, je n'ai eu qu'à m'applaudir de l'emploi de l'électricité. C'est un moyen dans les circonstances que je viens de signaler bien préférable et bien plus efficace que la douche dont il n'a aucun des inconvénients. J'ai pu rendre dociles, laborieuses, régulières dans leurs actes, propres sur elles et dans leurs vêtements bon nombre de mes malades jusque-là incoercibles, oisives, désordonnées et gâteuses.

Chez d'autres qui refusaient obstinément de manger, chez lesquelles il avait fallu employer la sonde œsophagienne, quelques applications électriques ont suffi pour les déterminer à prendre de la nourriture.

L'appareil électrique est aussi un puissant moyen pour arrêter les dégâts des déchireuses, des briseuses de toutes choses.

En cas de récidive, la vue, la menace seule de l'appareil suffit le plus souvent pour obtenir un amendement et le retour dans la bonne voie. Et que par une sensiblerie exagérée on ne vienne pas s'élever contre la rigueur, la barbarie de ce traitement, car ce moyen thérapeutique est aujourd'hui très en usage de par le monde médical et bon nombre de malades des plus impressionnables, des plus douillets, des femmes même très-délicates s'y soumettent avec la plus grande facilité et dans des conditions de durée bien autres que celles que nous employons à l'asile.

C'est donc surtout comme modificateur moral, comme moyen d'amélioration relative, de redressement que j'ai surtout employé jusqu'ici le fluide électrique. Peut-être un jour pourrai-je aussi lui attribuer quelques guérisons. Je dirigerai mes recherches et mes efforts dans ce but.

TRAITEMENT MORAL.

Quand j'ai divisé la thérapie mentale en deux modes de traitements principaux, j'ai eu pour but de mettre plus de clarté dans l'étude du sujet et d'indiquer la priorité qui doit être accordée aux éléments physiques, thérapeutiques proprement dits dans le traitement de la folie, plutôt encore que d'établir une démarcation tranchée, précise, nettement dessinée entre les deux traitements. En effet, ainsi que je l'ai déjà dit plus haut et qu'il vous a été facile de le voir, Monsieur le Préfet, par les considérarions que je viens de vous soumettre, ces deux modes thérapeutiques se touchent par beaucoup de points, ils concourent au même but et leur action se confond tellement parfois qu'il est difficile de faire une séparation réelle. Et ceci est plus frappant encore pour les éléments qui forment le *traitement moral.* Le travail, l'exercice, les jeux, les promenades, etc., ne sont-ils pas en effet à la fois des moyens de traitement physiques et moraux ?

Sans donner au traitement moral l'importance extrême, capitale que lui ont donnée certains auteurs, Leuret principalement, je lui accorde une grande part dans le traitement des vésanies mentales et, associé au traitement physique, il concourt avec lui à la guérison ou tout au moins à l'amélioration des malheureux qui ont perdu la raison.

Et, pour ne pas lui donner la prépondérance qui lui a été si largement octroyée par des partisans exclusifs, je m'appuie, ainsi que je l'ai dit déjà, sur ce fait, qu'il n'est pas toujours applicable *a priori*, qu'il ne l'est le plus souvent qu'après que l'organisation débilitée a été modifiée, relevée, reconstituée par le traitement physique dont les principaux éléments, les bains, les thérapeutiques, l'électricité, etc., sont toujours applicables même au début. N'ai-je pas fait voir plus haut que certains malades irréductibles à la persuasion et à la contrainte morale, ne voulaient par exemple ni manger, ni s'habiller, ni travailler : eh bien ! des bains, des applications électriques triomphent de cette inertie, puis une alimentation suffisamment réparatrice, en relevant la constitution affaiblie des malades, relève aussi leur moral qui subissait la loi de cette mutuelle dépendance du physique et du moral. Le travail, ce grand moralisateur par excellence, en régularisant les actes des malades amène aussi la régularité de leurs idées, en distrayant leur esprit il en éloigne les pensées bizarres, tristes ou autres, il interrompt momentanément, pour les dissiper ensuite, les hallucinations, etc., etc.

Mais en voilà assez je pense pour démontrer que si le traitement moral a une importance réelle, incontestable dans la thérapeutique mentale, elle n'est pourtant que secondaire et subordonnée à celle du traitement physique.

Ceci une fois admis, je puis affirmer que dans mon service le traitement moral est appliqué aussi largement que possible. Le travail y est organisé sur des bases aussi vastes et aussi variées que le permettent les travaux propres aux femmes. Je fais tous mes efforts pour y faire participer le plus de nos malades que je puis, car je regarde le *travail* comme la base du traitement moral, ainsi que *l'hydrothérapie* est celle du traitement physique.

Ainsi sur les 700 et quelques femmes qui composent la population de l'asile, 320 sont occupées journellement à des travaux de couture, de blanchissage, de ménage et de broderie, 227 malades au moment où j'écris sont occupées à ces divers travaux. Les autres, moins habiles, plus âgées, sont employées à tricoter, à filer du lin, à éplucher de la laine ; ce résultat est vraiment satisfaisant, si l'on songe à la quantité considérable d'idiotes, d'imbéciles, de démentes, d'incurables qui forment les éléments de ma division.

Puis, comme au travail il faut un contrepoids, la distraction, l'exercice, pour qu'il soit véritablement un élément hygiénique et thérapeutique, non content de donner à nos malades des intervalles suffisants de récréation et de repos dans leurs salles, dans leurs préaux, je leur fais faire le plus souvent possible des promenades dans le parc de l'asile, hors de l'établissement, dans la campagne, en ville même parfois. C'est ainsi qu'au moment de la foire, par exemple, plus de deux cents de mes aliénées vont par escouade, chaque jour et à tour de rôle, visiter le champ de foire de Nancy et jouir de ses distractions.

Je veille aussi à ce que, dans leurs moments de récréation, elles aient à leur disposition des jeux variés, de volants, de bagues, de cartes, de domino, et aussi des livres à leur portée et soigneusement choisis.

Enfin, plusieurs malades obtiennent souvent la permission d'aller passer une journée dans leur famille, quelquefois huit jours et même au-delà. Ces sorties en permission sont une joie, une consolation qui peuvent être accordées à certaines malades dans leurs périodes de rémission. Pour d'autres, en voie de guérison, mais chez lesquelles on doute encore, ces sorties provisoires sont un *criterium* précieux.

Grâce au zélé et intelligent concours de M. Vautrin, l'instituteur de l'asile, j'ai fait participer mes aliénées à la bienfaisante influence de la musique, et nous avons pu ainsi, à plusieurs reprises, de concert avec des aliénés hommes, chanter plusieurs messes en musique ou intercaler des chœurs dans les offices, aux processions de la Fète-Dieu, etc.

Je n'ai pas besoin d'insister beaucoup sur les effets salutaires, hygiéniques et moralisateurs de ces divers exercices sur le moral, le bien-être physique et l'état mental de mes chères malades.

Une autre partie du traitement moral, qui a aussi une grande importance, est ce que j'appellerai la *direction morale des aliénés.* Elle exige une grande patience, beaucoup de tact, de bonté et de fermeté réunies, et une connaissance assez profonde de la nature humaine.

Une des premières conditions de sa réussite est de se gagner d'abord la confiance de ses malades, c'est-à-dire leur affection. Aussi, c'est vers ce but important que tendent tous mes efforts, et je crois pouvoir dire, sans trop de présomption, que je l'ai atteint généralement.

Et c'est ici le moment de rendre un légitime hommage au puissant concours que je rencontre dans les divers éléments du service médical, à mes internes d'abord, MM. Rieter et Frery, dont je n'ai qu'à me louer sous tous les rapports. Le premier m'a aidé à supporter, pendant les huit mois de la guerre, le lourd fardeau des deux services réunis de la division des femmes et du quartier des hommes. Le second a courageusement fait son devoir comme aide-major, au siége de Belfort.

Hommage aussi aux Sœurs de la communauté de Saint-Charles, qui sont placées à la tête des différents services de la division, et surtout à leur digne supérieure, la chère sœur Lucie, qui suit les excellentes traditions de sa devancière, la si regrettée sœur Adélaïde. Il est difficile de rencontrer plus de zèle, plus d'amour du bien et d'activité unis à plus de modestie et de droiture.

Stimulées, entraînées par les bons exemples des Sœurs qui les dirigent, les infirmières constituent à l'asile un personnel de surveillance dont l'esprit général est excellent. Elles comprennent combien sont dignes de pitié, de bienveillance et de douceur, les malheureuses qu'elles sont appelées à soigner. Aussi, suis-je heureux de pouvoir affimer ici hautement que, généralement, dans mon service, les aliénées sont traitées avec tous les égards que mérite, à si juste titre, leur déplorable infortune.

Ma première parole, du reste, à une infirmière qui entre en fonctions, est pour lui recommander expressément la douceur et la patience, comme premières qualités que j'exige d'elle. Et je ne suis impitoyable pour le renvoi que quand il est motivé par des rigueurs exercées sur les malades, et je ne sache pas, depuis six années que je suis à l'asile, avoir sévi plus d'une fois pour pareil méfait.

Je termine ici, Monsieur le Préfet, ce Rapport médical, peut-être un peu étendu. Mais il m'a semblé que, pour la première fois que j'avais à vous soumettre semblable travail, je devais entrer dans tous les détails nécessaires à bien éclairer votre religion sur le service de la division des femmes à l'asile de Maréville.

Je me tiendrai pour heureux, Monsieur le Préfet, si vous voulez bien y voir, tout au moins, la preuve du zèle et des efforts incessants que je ne cesse de déployer pour me montrer digne de votre bienveillance et de la confiance de l'administration.

Daignez agréer, Monsieur le Préfet, l'assurance de mon profond respect.

Le Médecin en chef,

Dr J. BULARD.

Juillet 1871.

P. S. Ce travail était en cours d'impression, lorsque j'ai reçu la nouvelle de mon changement de résidence et la notification ministérielle qui m'apprenait que M. le Préfet de la Gironde avait bien voulu, sur la proposition de M. le ministre de l'intérieur, me nommer au poste important de médecin en chef de l'asile public d'aliénées de Bordeaux. J. B.

www.ingramcontent.com/pod-product-compliance
Ingram Content Group UK Ltd.
Pitfield, Milton Keynes, MK11 3LW, UK
UKHW012053240726
13965UKWH00003B/1255

9 782013 054904